薬学博士が教える

医師と薬に頼らないがん治療

薬学博士 元井益郎 著
東京薬科大学 名誉教授 大野尚仁 監修

大学教育出版

発刊に寄せて

がん（悪性腫瘍）は実に難しい病である。

ちょうど60年前の1962年に、国立がんセンターが設置されている。さらに、政府は1984年から、対がん10か年総合戦略、1994年から、がん克服新10か年戦略の策定など、多くの研究費を投じてきた。しかし、がん死亡率は低下せず・患者満足度は上がっていない。

がんの3大治療法は、手術・放射線・化学療法であり、免疫療法は、21世紀になっても第4の治療法から脱却できていない。国民皆保険制度のもと、社会は多くの恩恵を受けているが、がんの患者・家族は「藁をもすがる思い」で行動せざるを得ない。このような気持ちは、多くの闘病記の中に見出すことができる。がんを取り巻く学術的な領域は実に広く、がんを制圧するために最大限の努力が続けられているが、まだゴールは見えない。

免疫系はさまざまな分子、細胞、臓器からなる高次の生体恒常性維持機構である。免疫の働きは神経系や内分泌系とも連動しており複雑である。からだの表面は皮膚や粘膜で覆われており、そこには特徴的な微生物叢（マイクロバイオーム）が形成され、免疫系に影響を与えている。

元井益郎博士は、約30年の長きにわたり、じっくりと、こだわりをもって、主にキノコを題材に、がんを研究してこられた。研究領域は、「免疫、微生物、栄養、食品、動物試験・臨床試験、調査研究」まで幅広く、多くの発見があった。本書では、氏が長年にわたって培ってきた医食同源の考え方に立ち、がんと闘うための免疫を強化する食生活と腸管の重要性について具体的に示している。さらにはライフスタイル全般についての心がけも示している。本書の中に記された多くのアイデアが、読者の皆様の健康増進に繋がることを期待している。

大野　尚仁

はじめに

２人に１人ががんになるといわれる時代。

あなたのまわりにも、がんになった人はたくさんいるでしょう。この本を手にとったあなたは、自分や家族ががんの宣告を受けたばかりなのかもしれません。がんになった人に話を聞くと、多くの人は「頭が真っ白になった」とか「なぜ自分が……と絶望的になった」というように、大きなショックを受けます。

私は大学で薬学を学んだ後、漢方薬メーカーで製品開発を手がけてきた経歴があります。病気で苦しむ患者さんを助ける立場だったわけです。ところが１９９５年、妻に胃がんが見つかったときは同じようにショックを受けました。

がんについていろいろ調べる中で、驚いたことがあります。それは**日本ではがんで死亡する人を減らせないのに、アメリカでは減っている**ということです。アメリカでがんが減るきっかけとなったのは、１９７７年にアメリカで発表されたアメリカ上院栄養問題特別委員会レポート（いわゆるマクガバンレポート）という調査報告書です。このレポートの概要は、以下の通りです。

① がん、心臓病、脳卒中など、アメリカ人の主な死因となっている病気は、間違った食生活が原因で起こる〝食源病〟である

②　現代の医学は薬や手術だけに偏りすぎ、栄養には関心を払ってこなかった。新しい医学につくり変える必要がある。

このレポートをきっかけに、アメリカでは肉食中心の食生活が見直され、サプリメントも法的に整備されました。また、医学部に栄養学のカリキュラムが設けられ、予防医学の病気にならない一次予防に真剣に取り組むようになりました。がん患者に対しては医師、薬剤師、栄養士、心理療法士らがチームを組み、広い視野でさまざまな治療を行っています。これらが功を奏し、がんの死亡率が減ったのです。

一方、日本のがん治療はいまだに、手術、抗がん剤、放射線の3大治療に偏った状態です。がんをたたくことばかりに目標が置かれて、患者が置き去りになっています。これが、死亡率が減らない一因になっているのではないでしょうか。

がんという病気を考えるとき、切り離せないのが免疫です。

私たちの体の中では、たくさんの免疫細胞が活躍し、体を病気から守ってくれています。免疫細胞が最も多く存在するのが、じつは腸なのです。腸が活発に動いてこそ、免疫細胞も活躍できるというわけです。

ところが、現代の日本人の腸は汚れていて、有害物質がたまった状態になっています。これを私は「腸毒」と呼んでいます。腸毒は免疫機能を低下させ、がんを増やす結果になっているのです。

がんに負けないためには、腸毒を抜いて免疫機能を高めることが大切です。もちろん、この方法はがんの予防にも有効です。

もう一つ声を大にして言いたいのは、**ポジティブに生きること**。

カリフォルニア大学バークレー校のケリー・ターナー博士は、「劇的な寛解」に至った（医学的には手遅れだったのに、劇的によくなった）がん患者の行動や考え方を分析し、『がんが自然に治る生き方』（プレジデント社）という本にまとめています。それによると、ほとんど全員が「治療法を自分で決める」「どうしても生きたい理由を持つ」といったポジティブな考え方で生活していたそうです。精神的な充実が、がんに打ち勝つためには必要であることがよくわかります。

本書では腸毒を抜く方法をはじめとした「免疫力アップ法」を解説し、正しいがんの防ぎ方と治し方にアプローチしていきます。

薬学博士が教える　医師と薬に頼らないがん治療

目次

第4章　運動&リラックスで免疫力アップ……67

第1章

日本でがんが減らない理由

日本では3人に1人ががんで亡くなっている

がんはあらゆる病気の中でも死亡率が高く、長年日本人の死因のトップに居座っています。医学がこれほど発達した現代においても、死亡率はなかなか減りません（図1-1）。がんに罹患《りかん》する人も増え続けており、2人に1人ががんにかかり、3人に1人ががんで亡くなる時代になっているのです。

一方、アメリカのがん死亡率は、1991年をピークに少しずつ下がり続けています。

日本でがんが多い理由は、高齢化が進んでいるからだという人もいますが、高齢化が進むヨーロッパ諸国でもがんは増えていません。英国、フランスでもがん死亡者は減っています。

先進国で日本だけ、がんが増え続けているのはなぜなのでしょう。

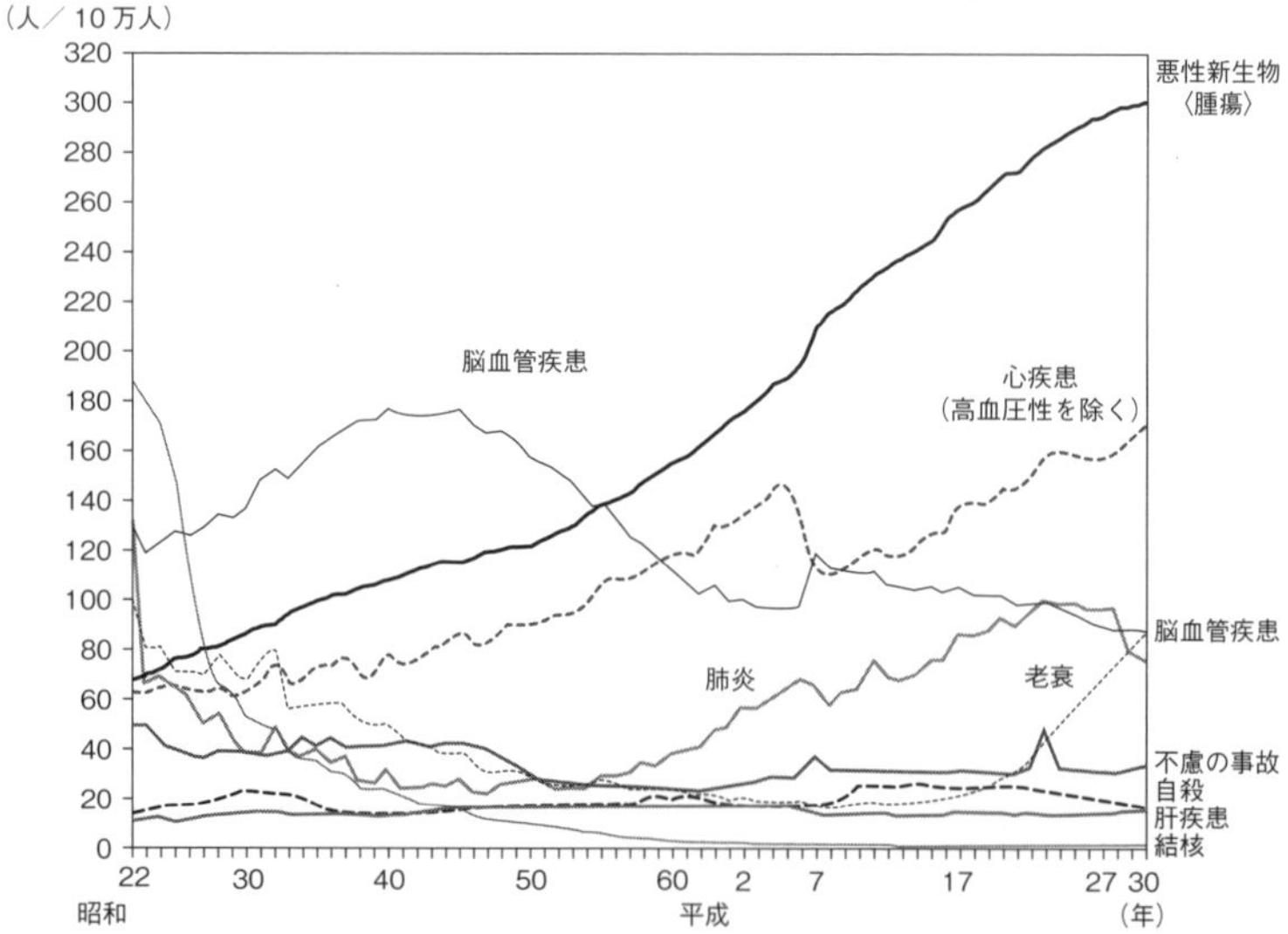

●図1-1　日本の主要死因別にみた死亡率の推移
（厚生労働省　平成30年人口動態統計月報年計の概況）

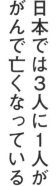

３大医療だけに偏っている日本の医療

日本でがん治療といえば、手術、抗がん剤治療、放射線の３大治療が基本です。私は３大治療を否定するつもりはありませんが、３大治療だけですべてのがんを治すことが難しいことも事実です。

抗がん剤を評価するときには「奏効率」を使います。奏効率というと、がんが治る確率と思いがちですがそうではありません。腫瘍が半分の大きさになるという意味なのです。しかも、**奏効率20％以上であれば効果がある**とされます。江崎禎英《えさきよしひで》氏の著書『社会は変えられる』の中で、抗がん剤の奏効率の低さを指摘しています。以下引用します。

現代の医療は、がんを感染症と同じ「異物」と見なして叩くことばかり考えてきたため、抗がん剤の副作用に苦しむだけの患者を徒に増やしてきたのではないでしょうか。（略）特に高齢者に対するがん治療では、抗がん剤によって患者の身体は衰弱し死を引寄せています。がんとの闘いに勝っても死んでしまったら元も子もありません。（略）がんの薬物療法だけでも毎年１兆円以上のお金が使われ続けているのです。（略）現在の抗がん剤の多くは「奏効率」が10％程度です。

驚くほどの低い数字です。また、日本では多くの場合、医師が単独で患者に対応しています。もちろん、経験豊富で幅広い知識を持つ医師ならばよいのですが、西洋医学しか学んでいない医師が多いため、３大治療以外は知らない医師が多いように思います。

もう一つの**問題は、日本の医学部に栄養学のカリキュラムが少ないこと**です。病気の予防に、食事や栄養が重要であることはもはや常識なのに、日本の医学部では軽視されていると思います。

予防医学には、生活習慣を改善して病気にならないようにする「一次予防」、検査等で早期発見に努める「二次予防」、発症後に治療を受け、社会復帰を目指す「三次予防」があります（図１-２）。このうち、

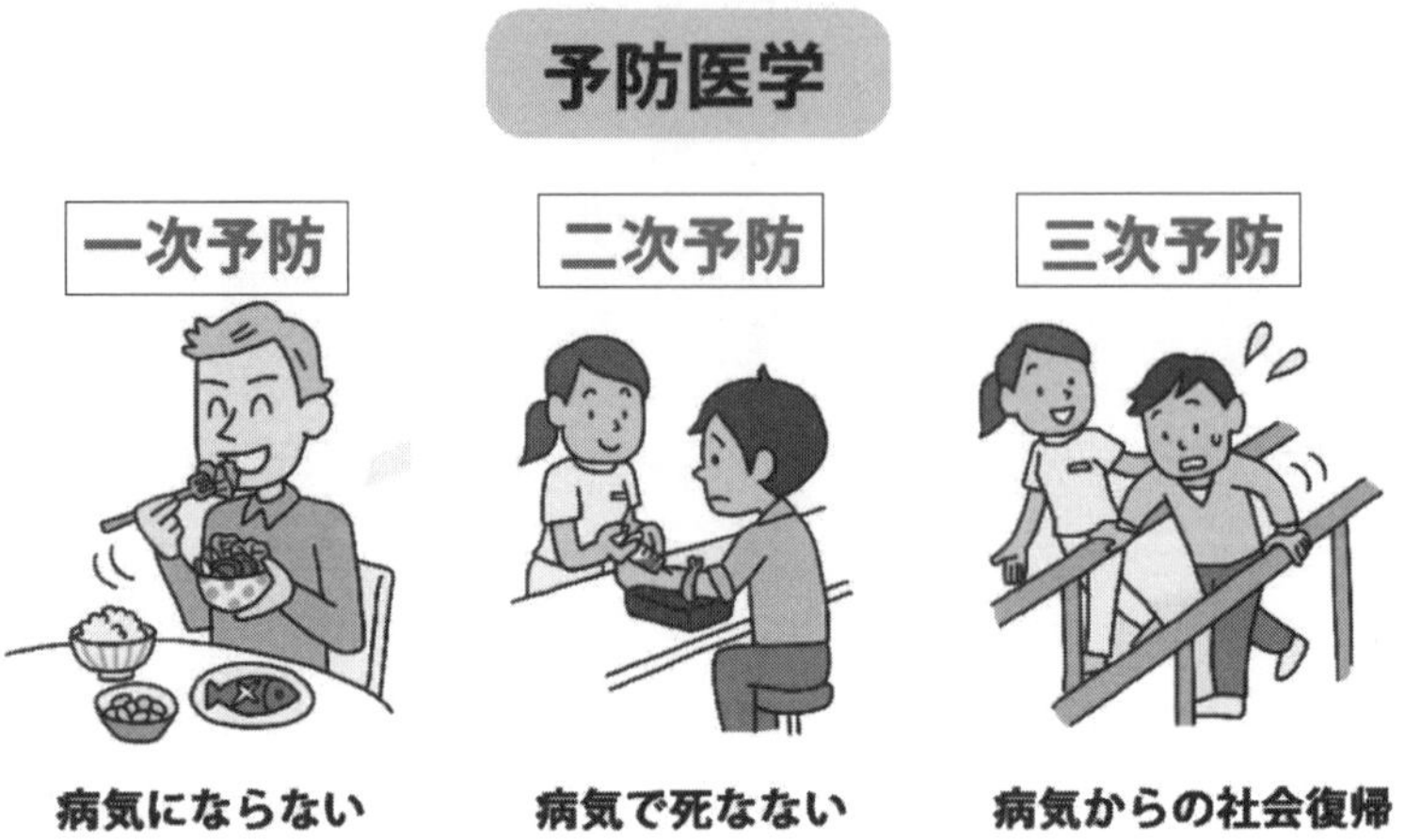

●図 1-2　予防医学とは

二次予防には力を入れていますが、一次予防は軽視されています。

医学部で栄養学を教えないから、一通り治療が終わったがん患者に、「元の生活に戻っていいですよ」などと言う場合が多いのではないでしょうか。

栄養学を学んでいれば、「がんが再発しないよう、食事には気をつけて体によいものを食べてください」とアドバイスするはずです。

糖尿病や高血圧などの患者に対してもそうです。血液検査などで少しでも異常値が見つかったとき、本来ならば栄養指導をして、食事など生活改善をしてもらうべきなのに、多くの医師はいきなり薬を処方してしまいます。

日本の医療は、国民皆保険や技量豊かな多くの医師がいるなど素晴らしいものがあります。これに加えて栄養学や代替医療の導入など海外で成功している制度を取り入れれば、さらに優れたものになり、がんの死亡率は低下に向かうのではないでしょうか。

ノーベル賞受賞で「がん免疫療法」が注目

うれしい話題もあります。２０１８年、本庶《ほんじょ》佑《たすく》先生が、がん免疫療法でノーベル医学生理学賞を受賞したことです。日本ではそれまで標準治療として認められていなかった免疫療法が世界で評価されたのです。免疫療法は、従来の抗がん剤のようにがん細胞を直接攻撃するのではなく、がん細胞が低下させた免疫力を回復させるという治療法です。

がんは「免疫力の低下」で発症すると考えられているのに、これまでの標準治療に「免疫を上げる」という発想はありませんでした。免疫療法は、日本のがん医療にとって画期的なことであり、人間が本来持っている免疫力を上げることで、がん治療は大きく改善され、患者さんの満足度も大きく上がります。

まずは、医療サイドや、患者さんの「免疫」に対する意識改革が望まれるところです。

アメリカでがんが減っているわけとは？

日本ではがんで亡くなる人が増え続けていますが、アメリカでは１９９１年のピーク時から30年近くにわたって減り続けています（図1－3）。その理由としてまず挙げられるのは、**アメリカでは国家レベルで代替医療に取り組んでいる**ということです。

代替医療（alternative medicine）とは、西洋医学に基づいて行われる医療以外の治療法のことです。がん治療の場合、手術や抗がん剤治療、放射線治療といった、通常の病院で受けられる治療以外のものを指すと考えていただければよいでしょう。具体的には健康食品やサプリメント、東洋医学などが相当し、免疫療法や遺伝子治療など最先端の医療を含む場合もあります。

アメリカでは、１９９２年、国立衛生研究所（NIH）

に代替医療事務局（Office of Alternative Medicine：OAM）が設立されました。

１９９８年には、これが格上げされる形で、国立補完代替医療センター（National Center for Complementary and Alternative Medicine：NCCAM）に改組されます。

さらに２０１４年には国立補完統合衛生センター（National Center for Complementary and Integrative Health：NCCIH）へと変わり、国家レベルで代替医療および統合医療（西洋医学と代替医療を組み合わせて行う医療）の研究に取り組んでいます。その研究予算として、２０１５年は12・4億ドル（1ドル１１０円換算で１３６４億円）を支出しています。アメリカでは国を挙げて代替医療を推進しているのです。

実際にどれくらいの人が代替医療を受けているかというと、１９９０年の調査結果では、**アメリカ人の３人に１人が、代替医療を受療**していました。また、

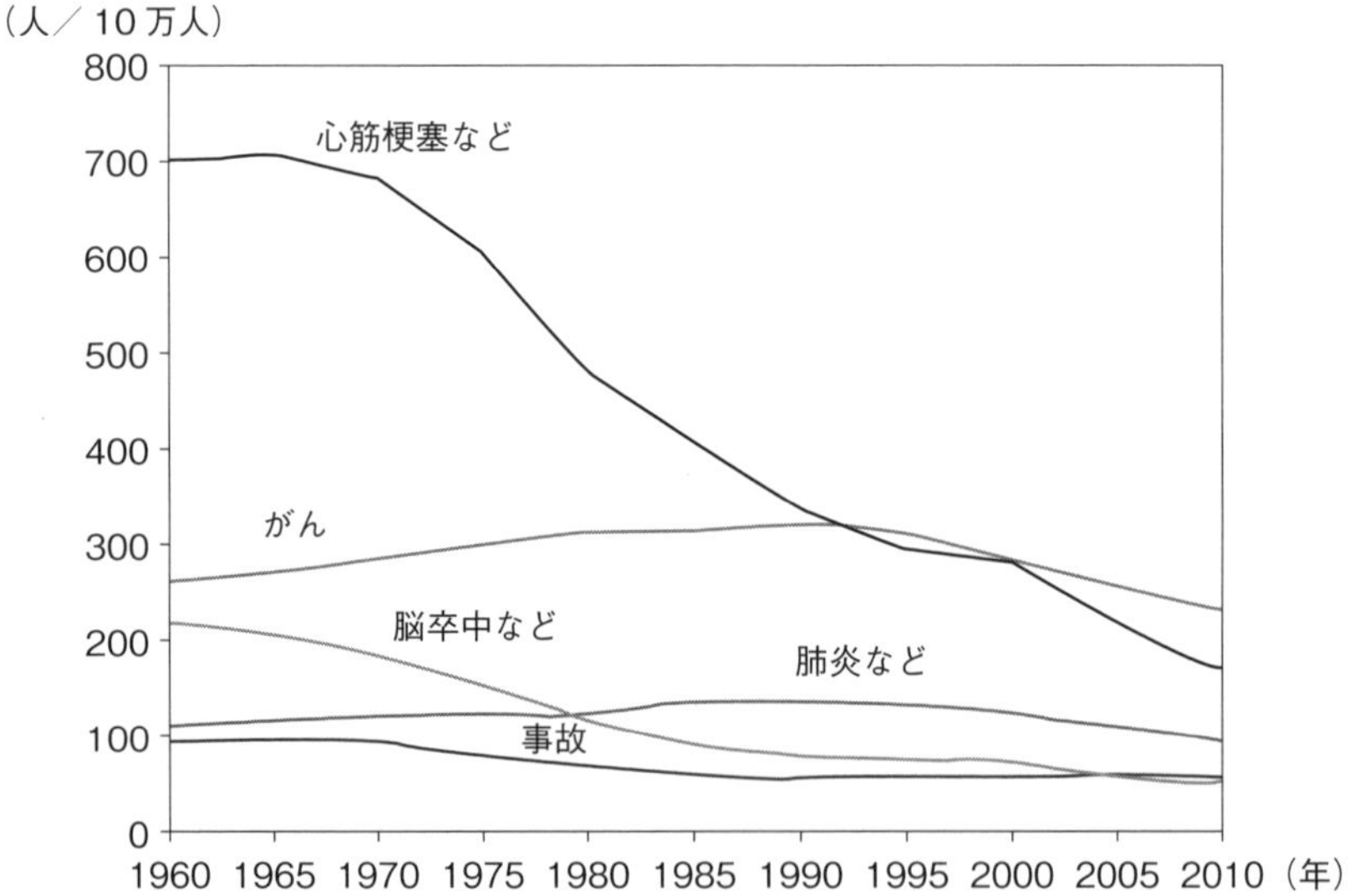

●図1-3　アメリカのがん死亡率の推移（男性）

その件数は４億２７００万件で、プライマリケア（かかりつけ医師への受療）の３億８８００万件を上回っていました。さらに自己負担分額は１３７億ドルであり、現代西洋医学の１２８億ドルを上回っていたのです。１９９７年には42・１％の人が代替医療を受け、受療件数は６億２９００万件に増えています。

代替医療に対する医師の考えも、日本とはだいぶ異なっています。アメリカの医師の70～90％が代替医療はよいと考え、多くの代替医療の専門医に照会しているのが現実です。また、70％の内科医が、何らかの代替医療について修練を受けたいと望んでいます。

アメリカではハーブ療法、マッサージ、ビタミンＣ大量療法、自助グループ、民間薬、エネルギー療法、ホメオパシー、食養生、各種サプリメントなどの代替医療がよく行われており、アリゾナ、ハーバード、コロンビア、スタンフォード、エール、テキサス大学など多くの医学部で代替医療の教育が行われています。日本とは大違いです。

また、マクガバンレポートが発表されて以来、**アメリカでは食生活の大幅な見直しが行われ、国を挙げて食育にも積極的に取り組んでいます。**これらが、がん患者数の減少につながっているのです。

日本人の腸は最悪の状態

日本でがんが増えている原因はまだあります。

日本人の腸の状態が悪化しているということです。これは、日本人に大腸がんが増えていることでも明らかです。

2018年の統計によると、大腸がんは男性のがんによる死亡数第3位で、女性はなんと1位。1年間に5万人以上が大腸がんで亡くなっているのです。新たに大腸がんになる人の数も、胃がんを抜いて1位になっています。

腸の状態は毎日の生活リズム、何をどのように食べているか、ストレスの有無など、生活習慣の良し悪しに大きく左右されます。

次のリストは、著者が腸の不調や汚れのもとになる要因をまとめたものです。あなたの腸の状態をチェックしてみてください。

これらの項目はすべて腸の状態を悪化させる生活習慣です。半分以上当てはまるという人も多いのではないでしょうか。当てはまる項目が8つ以上の人は、まず生活習慣を改め、腸毒抜きを実践しましょう。

あなたの腸は大丈夫？　腸汚れ度チェックリスト

① 便秘や下痢を繰り返している
② 排便後にスッキリ感がない
③ マイナス思考で、ストレスを感じることが多い
④ 薬をよく服用する
⑤ 風邪を引きやすい
⑥ すぐ疲れる、睡眠不足だ
⑦ あまり運動をしない、冷え性だ
⑧ 肉をよく食べる
⑨ 甘いものが好き
⑩ キノコ、豆、海藻、野菜をあまり食べない
⑪ 外食が多い。市販の弁当や総菜をよく食べる
⑫ 加工肉、インスタント食品、水煮食品などをよく利用する
⑬ 塩辛いもの、味の濃いものが好き
⑭ タバコを吸う
⑮ 毎日酒を飲む（ビールで 500ml 以上、日本酒で 1 合以上）
⑯ 夜食をとったり、暴飲暴食することが多い

手遅れの状態から寛解した人が実践していた9項目とは？

ここで、まえがきで紹介したケリー・ターナー博士の報告をご紹介しましょう。医学的には手遅れだったはずのがん患者が、見事「劇的寛解」を果たした事例です。寛解とは、がんが縮小または消失している状態をいいますが、劇的寛解について記された医学論文1000本以上と、100人以上へのインタビューを分析したものです。

劇的寛解に重要な役割を果たしたと推測される要素（身体、感情、内面的事柄など）75項目が出現する頻度を調べると、75項目のうち上位9項目は、ほぼすべてに登場したそうです。

劇的に寛解した人ほぼ全員が、がん治療を目指して9項目を実行したことになります。

ここで注目したいのは、食に該当する項目は「食事を変える」「ハーブとサプリメントの力を借りる」の2項目だけで、あとは心と魂の部分が多く登場するということ。スピリチュアリズムなどアメリカならではの文化も色濃く反映されています。

① 抜本的に食事を変える
② 治療法は自分で決める
③ 直感に従う
④ ハーブとサプリメントの力を借りる
⑤ 抑圧された感情を解き放つ
⑥ より前向きに生きる
⑦ 周囲の人の支えを受け入れる
⑧ 自分の魂と深くつながる
⑨ 「どうしても生きたい理由」を持つ

（ケリー・ターナー『がんが自然に治る生き方』（プレジデント社）より）

「心は身体を支配する」「身体は心に従う」といいます。がんを治すには心の健康が重要なのです。また、この報告には、日本ではあまり聞かれない、身体エネルギーを整える「エネルギー治療」がよく登場します。これは日本では身近な、鍼灸や温熱に近いものと思われます。

アメリカのがんサバイバーたちは、自ら代替医療を積極的に選び、何のために生きるのか、しっかりとした目標を持ち、前向きに生きた人たちだったのです。

コラム

日本人は薬を飲みすぎている

私は薬学博士ですが、なるべく薬を飲まないよう心がけています。しかし、日本人はあまりにも安易に薬を飲みすぎているのではないでしょうか。

たとえば、体調が悪くて病院に行き、検査の結果特に異常がなくても、「原因はよくわかりませんでしたが、とりあえずお薬を出しておきます」と言われたことはありませんか。

それに対して、多くの人は疑問を持たずに薬を受け取ります。薬を出さない医師に対しては、「ヤブ医者！ 薬も出してくれない！」などと怒る人もいるようです。

また、よくあるのが、血圧が少し高いだけで降圧剤を処方され、一生飲み続けるケースです。本来、血圧がちょっと高いだけなら、生活を見直すだけで改善できることも多いのに、安易に処方されることで、薬漬け生活が始まるのです。薬を飲み続けると腸内環境が悪化し、免疫力を低下させてしまいます。

私は薬の効能を否定するつもりはありませんし、治療に必要な薬はきちんと飲むことが大事だと考えます。

けれども軽度の生活習慣病であれば、適度な運動と食事の見直し、禁煙などによって改善できる場合が多いのです。安易に薬を飲み始める前に、まず生活習慣を改善しましょう。

第2章

「腸毒」を抜いて
がんと闘う力をつける

腸は最大の免疫機能を持つ臓器

腸は、食べたものを消化し、排泄するところだとイメージする人も多いでしょう。

ところが、地球の歴史上、40億年前に生物が生まれ、その後、最初に獲得した臓器が腸といわれています。そして、生物が脳の機能を獲得したのは、その35億年も後の、今からたったの約5億年前といわれます。

腸管免疫の概要をわかりやすくマンガにまとめてみましたので、ご覧ください。

●腸管免疫のしくみ●

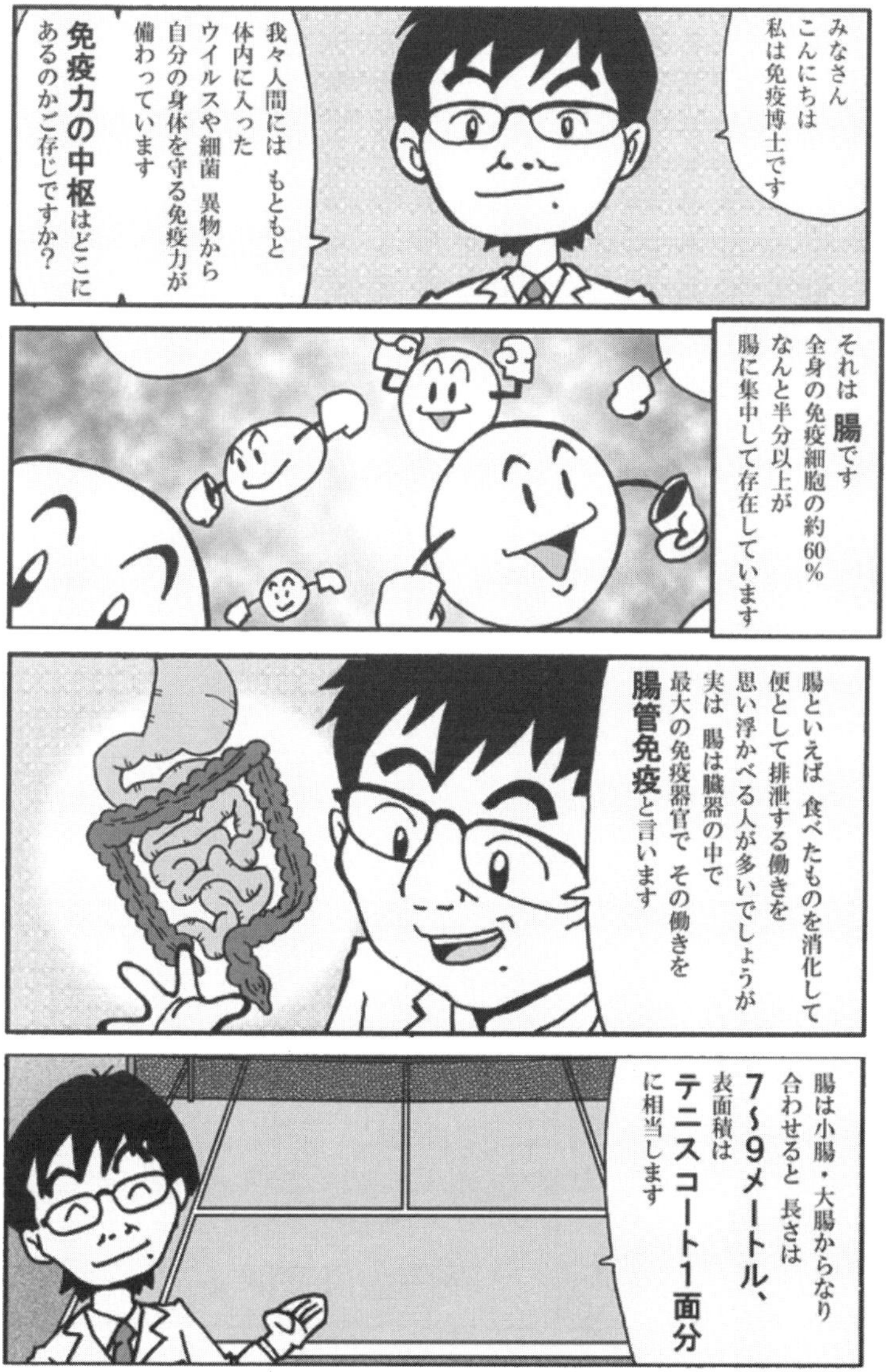
みなさん こんにちは 私は免疫博士です
我々人間には もともと 体内に入った ウイルスや細菌 異物から 自分の身体を守る免疫力が 備わっています
免疫力の中枢はどこにあるのかご存じですか？
それは **腸**です 全身の免疫細胞の約60％ なんと半分以上が 腸に集中して存在しています
腸といえば 食べたものを消化して 便として排泄する働きを 思い浮かべる人が多いでしょうが 実は 腸は臓器の中で 最大の免疫器官で その働きを **腸管免疫**と言います
腸は小腸・大腸からなり 合わせると 長さは **7～9メートル、** 表面積は **テニスコート1面分** に相当します

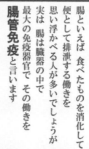

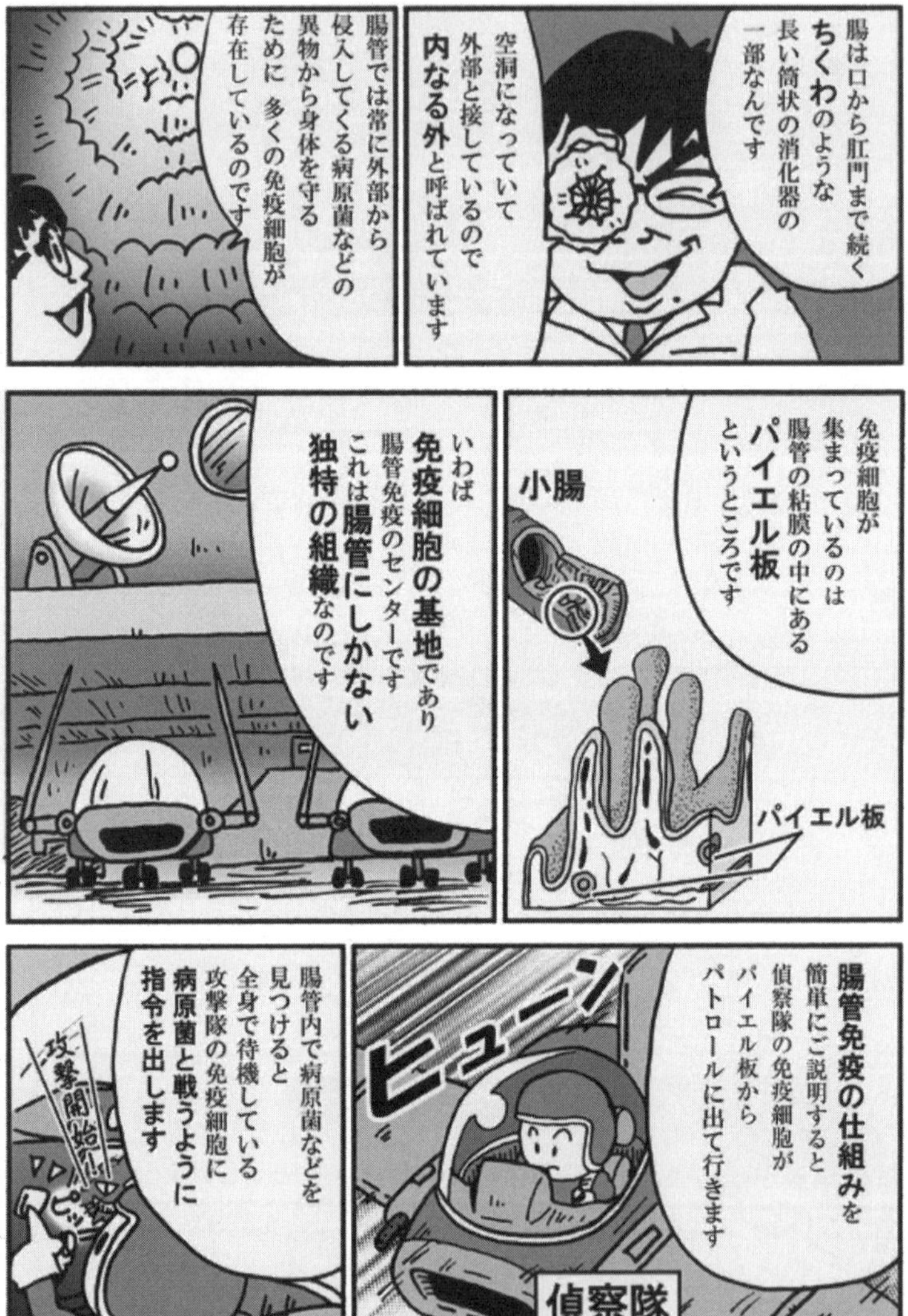
腸は口から肛門まで続く
ちくわのような
長い筒状の消化器の
一部なんです
空洞になっていて
外部と接しているので
内なる外と呼ばれています
腸管では常に外部から
侵入してくる病原菌などの
異物から身体を守る
ために 多くの免疫細胞が
存在しているのです
免疫細胞が
集まっているのは
腸管の粘膜の中にある
パイエル板
というところです
小腸
パイエル板
いわば
免疫細胞の基地であり
腸管免疫のセンターです
これは腸管にしかない
独特の組織なのです
腸管免疫の仕組みを
簡単にご説明すると
偵察隊の免疫細胞が
パイエル板から
パトロールに出て行きます
ヒューン
偵察隊
腸管内で病原菌などを
見つけると
全身で待機している
攻撃隊の免疫細胞に
病原菌と戦うように
指令を出します
攻撃開始!

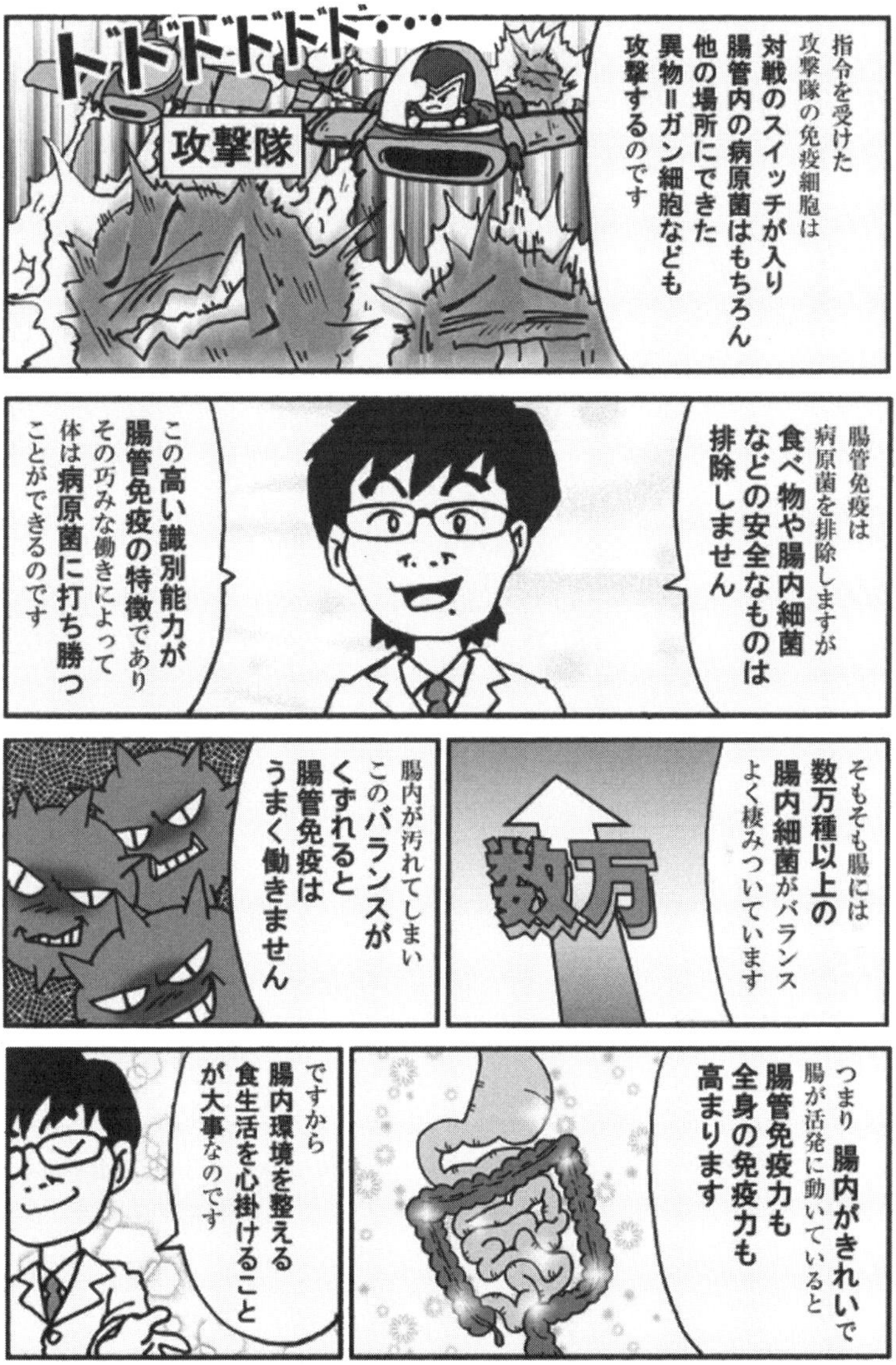

指令を受けた
攻撃隊の免疫細胞は
対戦のスイッチが入り
腸管内の病原菌はもちろん
他の場所にできた
異物=ガン細胞なども
攻撃するのです
ドドドドドドド・・・・
攻撃隊
腸管免疫は
病原菌を排除しますが
食べ物や腸内細菌
などの安全なものは
排除しません
この高い識別能力が
腸管免疫の特徴であり
その巧みな働きによって
体は病原菌に打ち勝つ
ことができるのです
そもそも腸には
数万種以上の
腸内細菌がバランス
よく棲みついています
数万
腸内が汚れてしまい
このバランスが
くずれると
腸管免疫は
うまく働きません
つまり 腸内がきれいで
腸が活発に動いていると
腸管免疫力も
全身の免疫力も
高まります
ですから
腸内環境を整える
食生活を心掛けること
が大事なのです

（あなたといきいき「ノーバビータ」2013年13号　一部改変）

免疫と免疫細胞の働き

それでは次に、免疫と免疫細胞の働きについてご説明しましょう。

免疫とは、病原菌などの「外敵」に対して生体が備えている体内の防御機構のこと。具体的には、「自分」と「自分でないもの（＝異物）」を識別するシステムです。

病原菌やウイルスなど、体に害となる異物が体内に入ってくると、免疫システムはこれらを「外敵」と認識し、排除しようとします。ところが、本来害にならないはずの食べ物や花粉などに対して免疫が過剰に反応し、自分自身を傷つけてしまうことがあります。これがアレルギー反応です。

私たちの体内で、免疫を担っている細胞は主に白血球です。白血球には多くの種類があり、主なものだけでも図2－1のようにたくさんあって、それぞれ別の

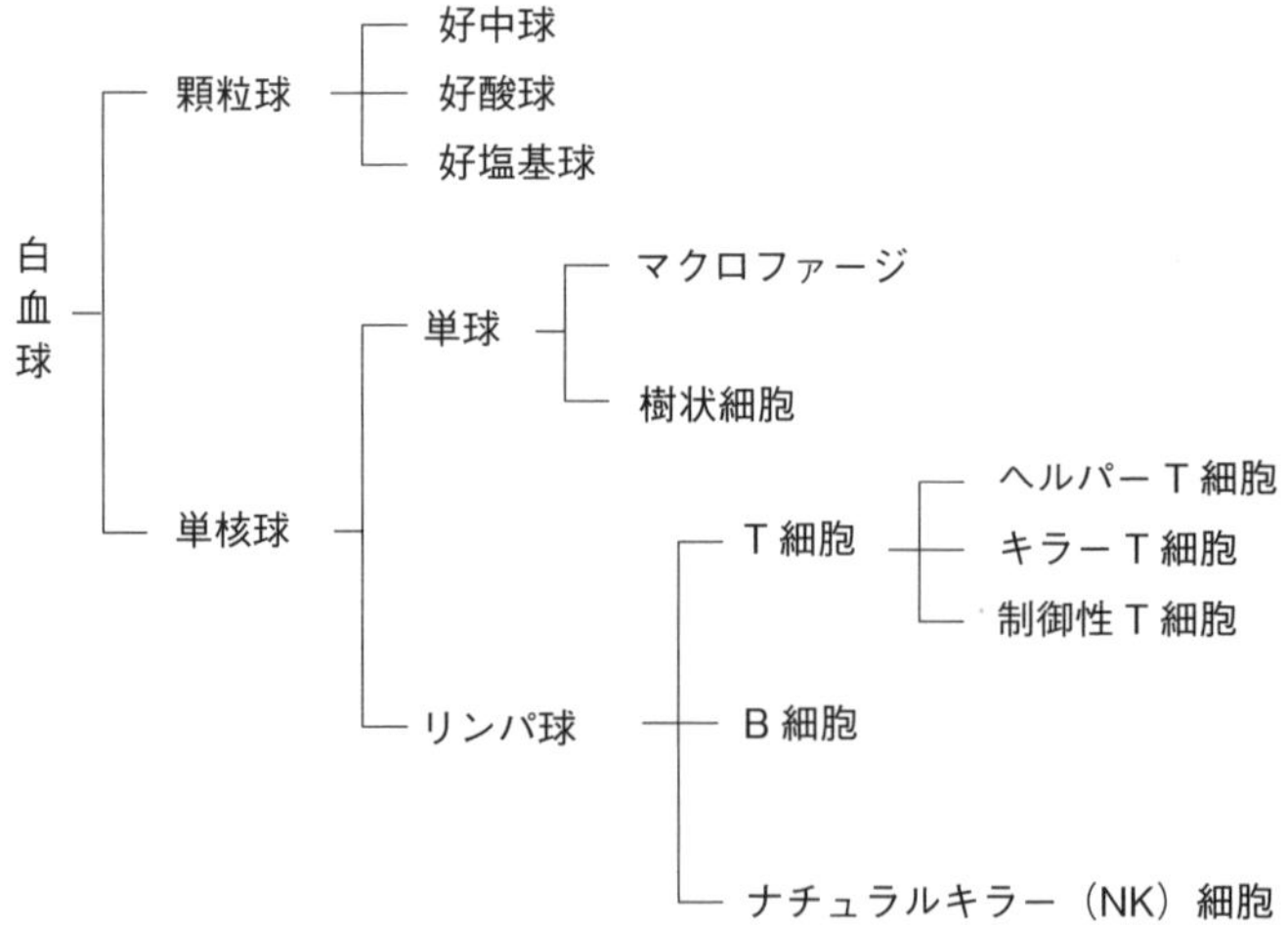

●図2-1　免疫力を発揮する主な細胞

役割を担っています。

白血球には大きく分けて、顆粒球と単核球がありま す。顆粒球は主に、体内に入った比較的大きい細菌を処理します。単核球は顆粒球が処理できないような小さな異物を処理する役割を担っています。ここでは、免疫の主役となるマクロファージやリンパ球などについて紹介します。

❶　マクロファージ

体内をパトロールして異物を食べる細胞。異物を飲み込んだあとに、異物の情報をヘルパーT細胞に伝えます。

❷　樹状細胞

その名前の通り、木の枝のような突起を持つ細胞。異物の情報をいち早くヘルパーT細胞に伝えます。

❸　ナチュラルキラー（ＮＫ）細胞

強い殺傷能力を持つリンパ球で、体内を常に見回り、がん細胞やウイルス感染細胞をいち早く攻撃します。血液中のリンパ球の10～30％を占めています。

❹　Ｔ細胞

リンパ球の一種。心臓の上にある胸腺（Thymus）という臓器で教育されて分化するため、頭文字を取ってT細胞と命名されました。ヘルパーT細胞、キラーT細胞、制御性T細胞などがあります。

・**ヘルパーＴ細胞**…樹状細胞やマクロファージから異物の情報を受け取り、攻撃の戦略を練る司令塔。サイトカインなどの免疫活性化物質を産生し、キラーT細胞に攻撃命令を出します。また、マクロファージを活性したり、B細胞に病原体を攻撃する抗体をつくるよう命令します。

・**キラーＴ細胞**…ヘルパーT細胞の指令を受け、ウイルスに感染した細胞を破壊します。

・制御性T細胞…キラーT細胞が正常細胞へ攻撃をしないよう働きを抑制し、免疫が暴走しないよう調整します。

❺ B細胞

骨髄（Bone marrow）でつくられるため、B細胞と呼ばれ、リンパ球の約20～40％を占めています。Bリンパ球とも呼ばれます。ヘルパーT細胞の指令を受けて病原体を攻撃する抗体をつくり、攻撃します。

免疫機構の全体像はまだ十分に解明されておらず、現在も新しい細胞が次々と見つかっています。

抗体の重要な役割

抗体とはB細胞がウイルスなどの異物をやっつけるためにつくりだすたんぱく質のことで、免疫グロブリン（Ig：immunoglobulin）ともいいます。

異物の表面には、抗体が異物を認識して破壊するための標的となる「抗原」と呼ばれる部位が存在します。私たちの体は、さまざまな異物が侵入してもその抗原にぴったり合う抗体をつくることができます。そして、抗体は抗原にくっついて排除してしまうのです。抗体には主に5つのタイプがあり、それぞれ役割があります。

❶ IgG

免疫グロブリンの約75％を占め、侵入してきた病原体などの抗原と結合して白血球の働きを助けたり、病原体が出す毒素と結合して無毒化します。

❷　ＩｇＡ

のどの表面、腸の内側、気管支の内側の壁といった粘膜の表面や唾液に存在し、病原体などの侵入を防ぐ働きに関与して、感染を予防するように働きます。母乳にもたくさん入っており、母子免疫の要となります。免疫グロブリンの約15％を占めています。

❸　ＩｇＭ

細菌やウイルスに感染したとき最初につくられる抗体で、抗原を破壊したり、白血球がこれらを食べるのを助けます。免疫グロブリンの約10％を占めます。

❹　ＩｇＤ

全体の１％以下と量的にも少なく、リンパ球の成熟、分裂になんらかの役割を果たしているものと考えられていますが、今のところまだよくわかっていません。

❺　ＩｇＥ

全体の０・００１％以下と、もっとも少ない抗体で、花粉やダニ、食物の一部などの抗原に結合し、喘息やかゆみなどアレルギー反応を引き起こします。もともとは寄生虫などに対する抗体であると考えられています。

自然免疫と適応免疫

私たちの体には、少なくとも2つの防御システムが存在しています。

一つは病原体が侵入後、直ちに発動するシステムで、自然免疫といいます。病原体は、外界と接している皮膚や目、鼻、気道などの粘膜から侵入しますが、このとき、マクロファージや樹状細胞、NK細胞などが働きます。

この自然免疫による防御ラインが突破されると、次に適応免疫が作動します。ヘルパーT細胞がB細胞の増殖を促し、B細胞は病原体の抗原に特異的な抗体をつくります。その抗体によって、病原体が排除されるのです。生まれながらに備わっている自然免疫に対し、適応免疫は異物と接触することによって獲得する免疫であるため、獲得免疫とも呼ばれます。

腸は健康を左右する

2015年に放送された『NHKスペシャル　腸内フローラ~解明！　驚異の細菌パワー~』で、腸について衝撃的な内容が取り上げられました。

重い感染症にかかり、倦怠感とめまいに悩まされていた女性に、健康な人の便を移植したところ、見違えるほど元気になったというのです。

また、活動的なマウスの腸内に内向的なマウスの便を移植したところ、性格が内向的になり、内向的なマウスに活動的なマウスの便を移植すると、活動的になるのです。便移植で性格が入れ替わったわけです。

従来、便は食べ物のカスや老廃物で、排泄すればそれで終わりと思われていました。しかし、腸や腸内細菌の研究が進むにつれ、私たちの健康に大きな影響を与えることがわかってきました。

腸内フローラ（マイクロバイオームともいわれます）という言葉もよく聞かれるようになりました。腸内フローラとは、腸内がお花畑のように腸内細菌でびっしりと敷き詰められているような状態をいいます。腸の中に住む細菌たちの生態系のことです。腸ではさまざまな菌が勢力争いをしていて、どの菌が優勢になるかで私たちの健康が左右されます。

一般的に、腸内フローラを構成する腸内細菌は、「善玉菌」「悪玉菌」「日和見菌」の三つに分類されます。「善玉菌」はヒトの体に有用な働きをする菌で、ビフィズス菌、乳酸菌などがあります。ビタミンの合成、消化吸収の補助、感染防御、免疫刺激などに関与し、健康維持に欠かせない菌です。**善玉菌が優勢の状態が続くと、健康を保つことができます。**

「悪玉菌」はヒトを老化させ、生活習慣病の引き金になる有害物質を作る菌です。ウェルシュ菌、ブドウ球菌、大腸菌などがあり、腸内を腐敗させ、細菌毒素や発がん物質などを発生させて、さまざまな病気を引き起こす元凶です。

「日和見菌」は腸内フローラのパワーバランスによって働き方が変化する菌です。バクテロイデス、大腸菌（無毒素）、連鎖球菌などがあり、腸内の善玉菌が優勢で健康状態が良好なときはおとなしくしていますが、悪玉菌が増えて体が弱ったりすると体に悪影響を及ぼします。

そこで私たちが毎日スッキリとした元気な生活を送るには、暴飲暴食や好きなものだけを食べる食習慣などを改め、腸内細菌の「善玉菌」を増やすバランスの良い食習慣が必要です。

腸は「第2の脳」

私たちが病気になったとき、活躍してくれるのが免疫細胞です。さまざまなところに分布していますが、いちばん多く集まっているのが大腸や小腸などの腸管で、約60%が集まっています。このため、便秘などで腸が汚れると免疫機能も低下してしまうのです。

そして近年、腸内フローラと腸管免疫の間に深いつながりがあることがわかってきました。腸内フローラのバランスがよいと、腸管免疫がよく働くようになり、腸管免疫がよく働いていると、腸内フローラのバランスがよくなるという、お互いに影響し合う関係にあるのです。

また、腸は脳からの指令がなくても自分で判断して働く力が備わっており、「**第2の脳**」とも呼ばれています。

内臓の働きや代謝、体温などをコントロールしている神経を自律神経といいますが、腸と脳は自律神経でつながっていて、互いに影響を及ぼしあっています。例えば、体に害となるものが腸に侵入すると、それが瞬時に脳に伝わり、脳から腸に「早く有害物を排出しなさい」という指令が送られます。こうして下痢が起こるのです。

さらに、便秘の状態が続くと不安やうつ症状が起こりやすくなったり、過度のストレスが便秘や下痢などを引き起こすこともあります。腸はストレスとも大きく関係しているのです。

日本人は食物繊維が不足している

私たちが摂取する栄養素の中で、腸内フローラに大きな影響を与えるのが食物繊維です。従来の栄養学では、食物繊維は体内で消化されず、何の役にも立たないと考えられてきましたが、**食物繊維は腸の働きをよくして便秘を防ぐだけでなく、善玉菌のエサとなり、善玉菌を増やすことが明らか**になってきました。

ところが、**日本人の食物繊維摂取量は年々減る一方**です。日本人の平均食物繊維摂取量の推移をみると、１９４７年には27・４ｇ摂取していたにもかかわらず、最近ではその半分もとれていない状況です（図２－２）。

日本人の食事摂取基準（２０２０年版）によると、食物繊維の目標摂取量は、18～64歳では１日あたり男

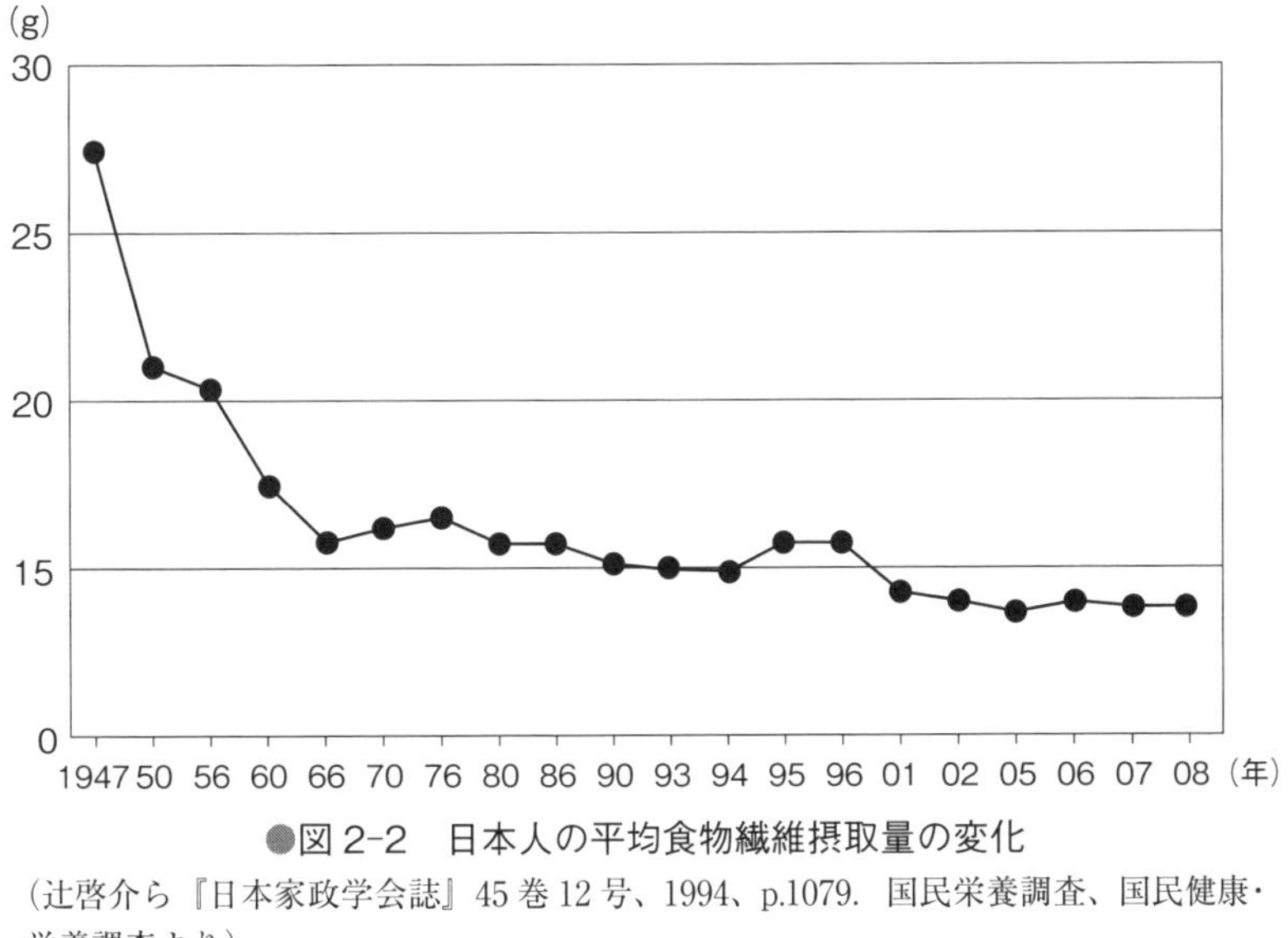

●図 2-2　日本人の平均食物繊維摂取量の変化

（辻啓介ら『日本家政学会誌』45 巻 12 号、1994、p.1079.　国民栄養調査、国民健康・栄養調査より）

性21g以上、女性18g以上とされています。

ところが、日本人の食物繊維の摂取量はどの年代でも不足しています。特に若い世代は深刻で、国民健康・栄養調査（2017年）によると、20代男性が12・5g、女性が11・5gと、目標値の6割程度しか摂取できていません。

なぜこんなに摂取量が減ってしまったのでしょうか。野菜の摂取不足もありますが、なんといっても**主食の摂取量が減っていることが主な原因**です。食物繊維のいちばんの供給源はなんといっても米、麦などの穀物だからです。さらに、最近は糖質制限ブームで、主食をとらないなどのダイエットを実践している人も多く、ますます食物繊維摂取量が減る傾向があります。

食物繊維の摂取不足は、腸内フローラのパワーバランスに直接ダメージを与えます。やせたいからと主食を制限していると、腸内で悪玉菌が増殖し、腸の状態はどんどん悪化するとともに、健康状態は悪くなるばかりです。

腸毒ががんを引き起こす

今や、**日本人のがんでいちばん罹患率が多いのが大腸がん**です。このことからも、**日本人の腸の状態が悪化している**ことがわかります。大腸がんのうち、部位別で約70％を占めるのが、出口に近い直腸やＳ状結腸のがんです。大腸は内容物を先に送りながら、水分を吸収していくので、先に行くほど有害物質の濃度が凝縮され腸壁に触れます。このため、出口に近い部位に発生しやすいのです。

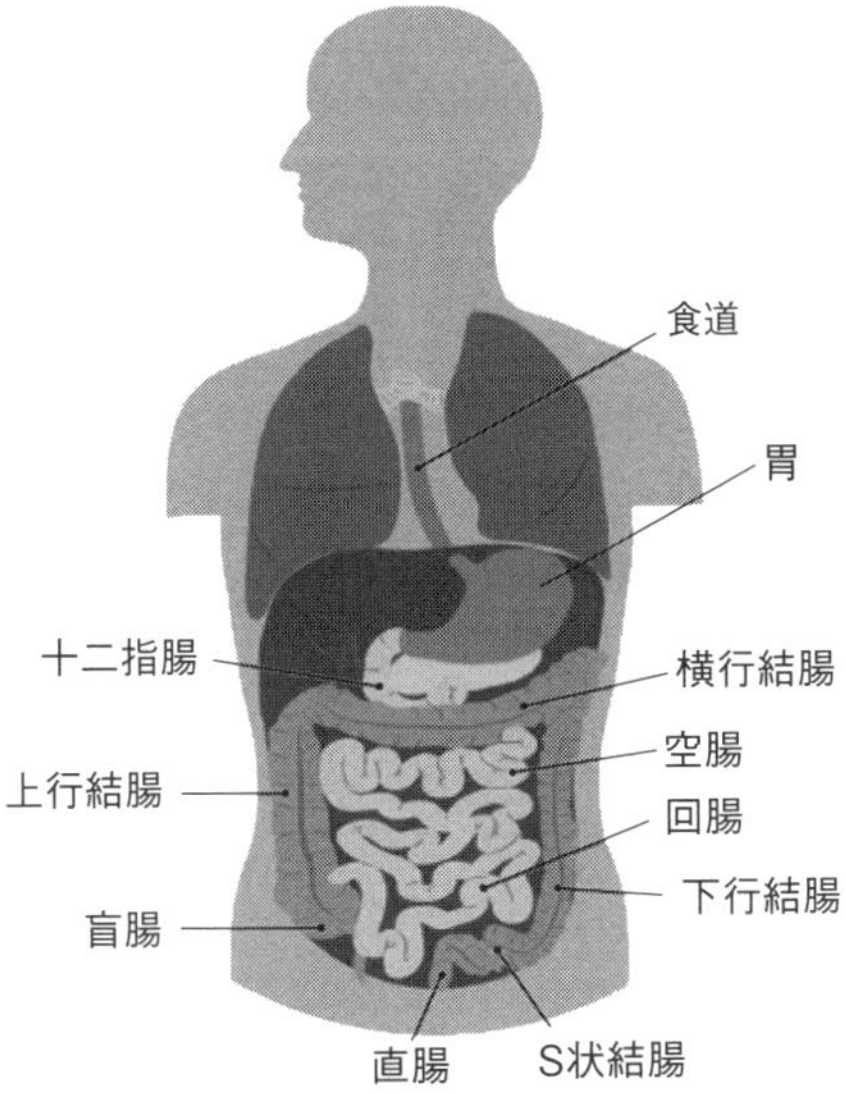

図 2-3　腸の周辺

腸に有毒物質がたまった状態を、私は「腸毒」と呼んでいます。腸毒は免疫機能を低下させ、がんを増やします。なぜなのでしょうか。

私たちの体は、先に説明したように免疫システムによって病原菌などの異物から守られています。がん細胞は体内で日常的に発生しているのですが、それを見つけてやっつけるのも免疫システムの仕事です。

免疫システムを担う免疫細胞は体じゅうに分布しているのですが、そのうち約60％は腸に集まっています。腸がきれいな状態だと免疫細胞はしっかり働きますが、便秘などで腸が汚れ、腸毒がたまると、その活動が著しく低下します。すると、体全体の免疫力も低下し、がんなどの病気を引き起こすのです。

●腸毒ががんを引き起こす●

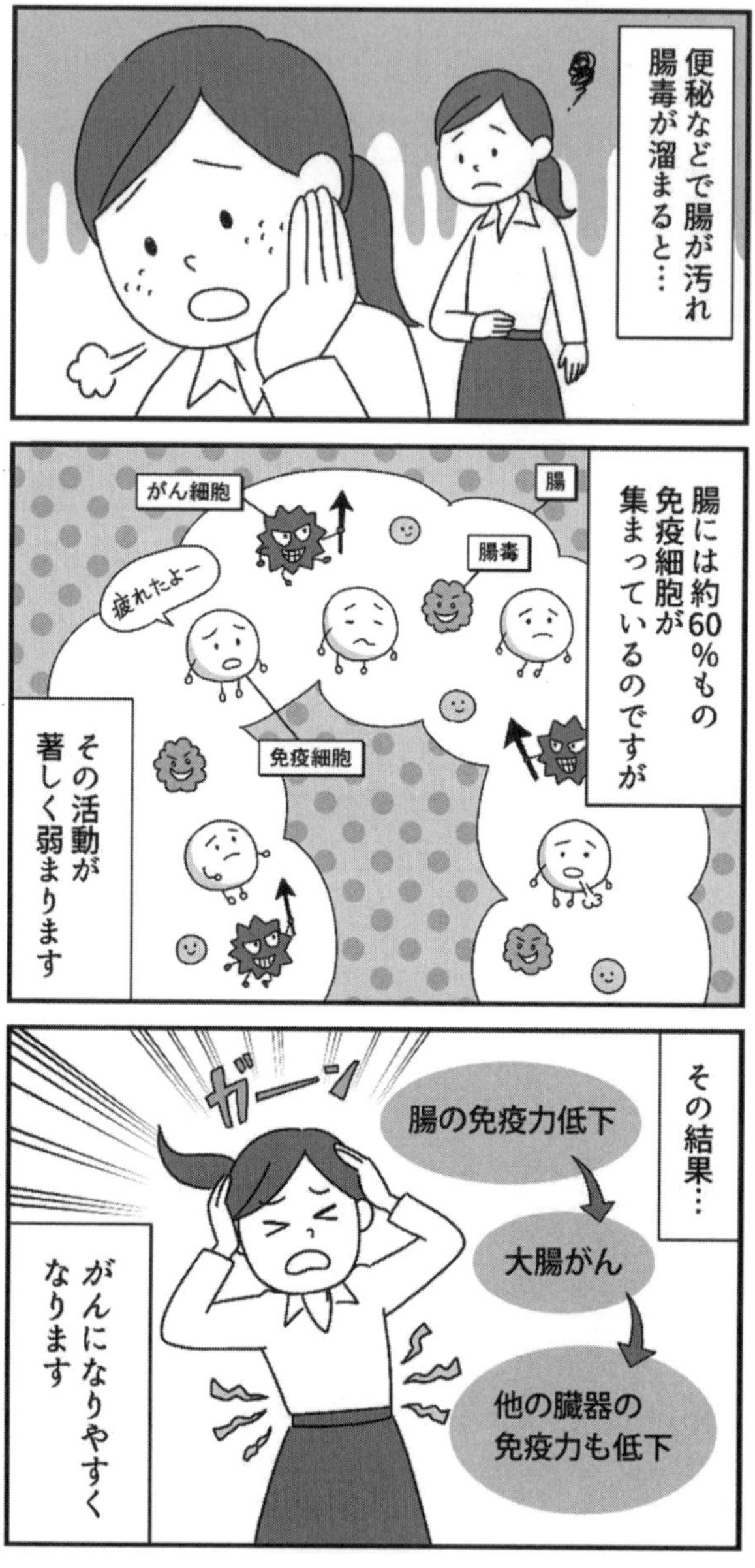

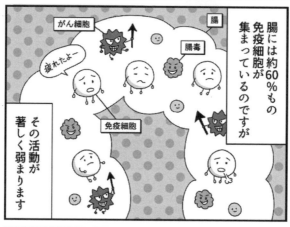

腸に毒をためる生活とは？

それでは、どのような生活習慣が腸に毒をためやすくするか、具体的に説明していきましょう。

❶ 脂肪のとりすぎ

摂取した脂肪は、十二指腸から出る胆汁によって乳化されたのち、消化酵素で分解され、小腸で吸収されます。胆汁の主成分である胆汁酸は、肝臓でコレステロールから合成されるのですが、脂肪が過剰になると胆汁酸が大量に腸に流れ込みます。

通常は小腸で再吸収されますが、量が多すぎると再吸収されなかった胆汁酸が大腸に流れ込み、これをエサにする腸内細菌の代謝によって二次胆汁酸のデオキシコール酸やリトコール酸という物質に変換されるのです。この二次胆汁酸には強い発がん性があり、大腸がんのリスクを高めると考えられています。

❷ 肉の食べすぎ

肉は良質のたんぱく源ですが、とりすぎると小腸で分解できなかったたんぱく質や脂肪はそのまま大腸に送られ、悪玉菌のエサになります。

肉中心の食事を続けていると、悪玉菌はたらふくエサを食べて有害物質をどんどんつくりだすことに。こうして腸毒の元凶となるのです。

❸ 食物繊維不足

食物繊維は腸を刺激して便の排出を促すほか、腸内の善玉菌のエサになり、善玉菌を増やして腸内フローラを改善します。

ところが、不足すると善玉菌が減って悪玉菌が優勢になり、有害物質が発生しやすくなります。さらに便秘になりやすいため、有害物質が腸にとどまりやすくなり、腸毒をもたらします。

❹　ストレス

腸と脳は、自律神経などを介して密接に関係していることがわかっており、これを「脳腸相関」といいます。脳がストレスを感じると腸が影響を受けて、下痢、便秘、腹痛を引き起こしやすくなります。

❺　冷え

冬でも冷たい飲み物を飲んだり、アイスクリームなどを食べる人が増えていますが、冷たいものをとりすぎると体が内側から冷えて体温が低下します。

腸は冷えの影響を受けやすい臓器で、冷えによって機能が低下し、有害物質をため込みやすくなります。免疫機能も低下してコリや痛み、高血圧や低血圧、貧血などさまざまな不調を引き起こすのです。

❻　生活習慣の乱れ

腸の働きには自律神経が大きくかかわっています。活動しているときは交感神経が優位になり、ぜん動運動は低下し、リラックス状態のときは副交感神経が優位になって、ぜん動運動が活発になるのです。

自律神経はメリハリのある規則正しい生活をすることによってリズムが整うのですが、睡眠不足や暴飲暴食など不規則な生活をしていると、たちまち乱れ、腸の働きを低下させてしまいます。

❼　薬の飲みすぎ

抗生物質は感染症などの治療に劇的な効果をもたらしますが、腸内細菌には悪い影響を及ぼすことがわかっています。抗生物質を投与すると腸内細菌の数が激減し、悪玉菌だけでなく善玉菌もまとめて倒してしまうのです。

多くの人は、時間とともに腸内細菌の数が増えて回復しますが、数か月たってもなかなか増えず、腸内環境の悪化で不調をきたす人もいます。抗生物質以外の薬が腸内環境を悪化させるという研究報告もあり、薬の飲みすぎは腸毒を引き起こすと考えられます。

また、こんな指摘もあります。

これまでの感染症は、微生物の存在が病気の原因と考えられてきました。しかし、逆に、抗生物質や薬の多用で私たちの身体の中に腸内細菌がいなくなったことが、逆に健康に負の影響を与えている可能性があるというのです。

「腸毒」を抜けば、がんが逃げていく

腸毒を抜くとがんになりにくくなります。その理由をわかりやすくご説明しましょう。

腸毒を抜くと、腸がきれいになって、本来の動きを取り戻します。その後は、それまで著しく**低下していた免疫細胞の働きが回復し、免疫システムが再び構築されます。**免疫細胞たちは活発に動き始め、連携して体内で発生したがん細胞を見つけてやっつけるので、がんになりにくくなるのです。

さて、腸毒抜きを行う前に、必ずやっていただきたいことがあります。

それは、生活リズムを整えることです。

朝はギリギリに起きて朝食を抜き、食事の時間はバラバラ、睡眠時間も不足気味というように、不規則な生活を送っていませんか。

このような生活を続けていると、自律神経のリズムは乱れがちになります。脳と腸は自律神経で結ばれていますから、自律神経のリズムが乱れた状態でいくら腸毒抜きをしても、あまり効果が得られません。

昼間は活発に動いて夜は休息をとりましょう。オンとオフをしっかりと切り替えることで、自律神経のリズムを整えることができます。生活リズムが整ってくると排便のリズムも正常になるので、腸毒抜きの効果が向上するのです。

●「腸毒」を抜けば、がんが逃げていく●

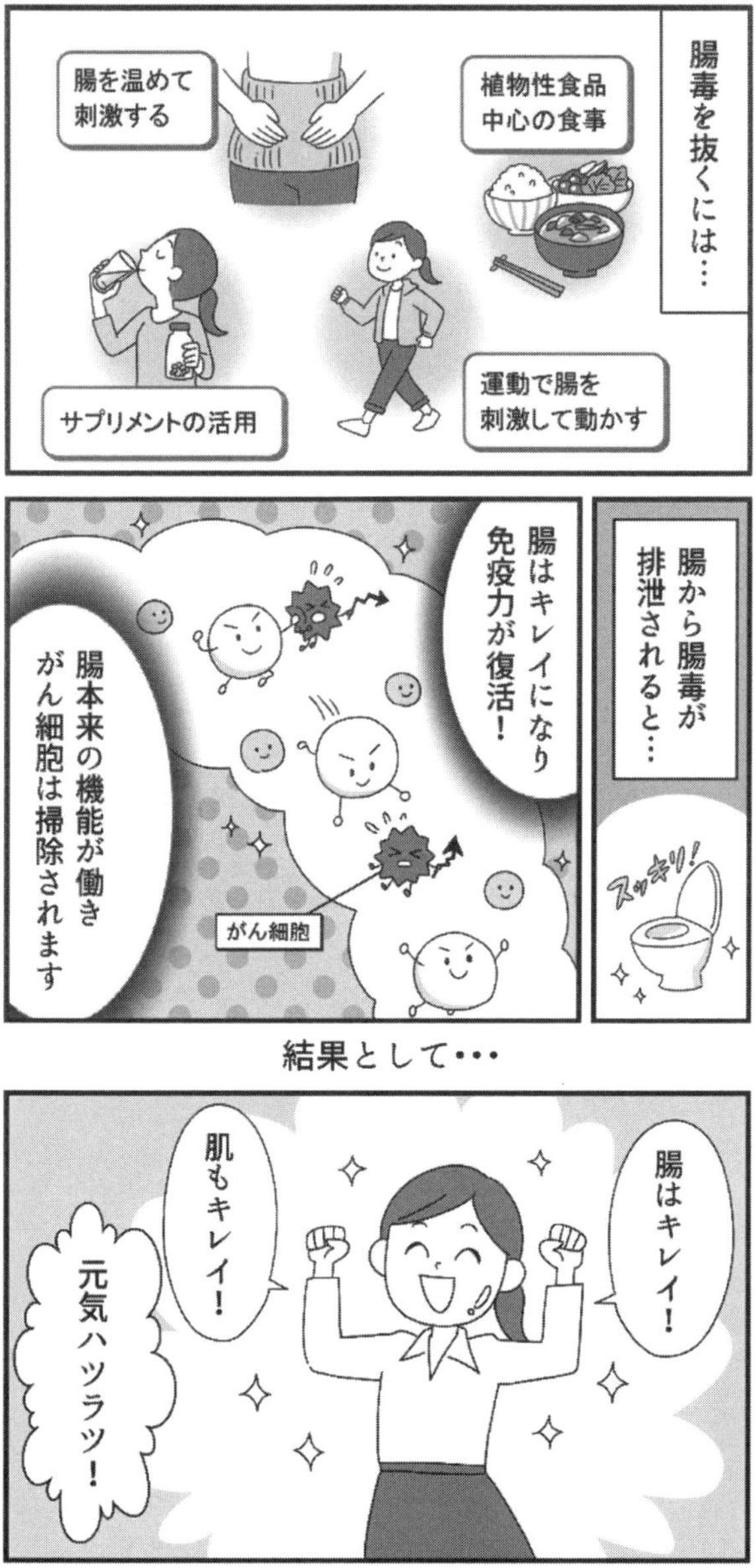

腸毒を抜く4つの方法

❶ 赤身の肉と乳製品を控える

まず、悪玉菌が大好きな肉食を控えましょう。特に脂肪分の多い豚肉や牛肉などは腸に大きな負担をかけるので、週1回程度に減らしましょう。鶏のささみやムネ肉など脂肪分の少ない肉を少し食べる分には問題ありません。

さらに、牛乳や乳製品も控えます。アメリカで発表された論文によると、80万人を対象とした研究で、乳製品の摂取量が増えれば増えるほど、前立腺がんのリスクが上昇したということです。また、乳製品の摂取で卵巣がん、乳がんのリスクが高まるという報告もあります。

❷ 植物性のホールフード中心の食生活に切り替える

ホールフードとは、丸ごとの食べものという意味です。野菜であれば皮ごと、穀物であれば未精製のまま食べるということです。精製や加工など、人の手が加わると微量栄養素がどんどん取り除かれてしまいますが、加工度の低い食物を丸ごと食べるだけで、不足しがちな栄養素をしっかりとることができます。

特に食べていただきたいのが未精製の穀物です。玄米の糠や胚芽には食物繊維やビタミン、ミネラルなどが豊富に含まれています。主食を白米から玄米に変えるだけで、不足しがちな食物繊維をたっぷりとることができるのです。パンは全粒粉やライ麦などを使ったものを選ぶといいですし、オオムギ、ひえ、あわなどの雑穀もおすすめです。

また、野菜や果物の皮には、抗酸化作用のあるファイトケミカルが豊富なので、がんの原因となる活性酸素を除去する効果も期待できます。このほか、豆類やナッツなどは手軽に丸ごと食べられるのでおやつとしてもおすすめです。

❸ ゆったりと入浴し、おなかを温める

腸は冷えに弱い臓器です。体を冷やす食べものや運動不足、ストレスなどで、どんどん腸は冷えてしまいます。そこで、ゆったり入浴することでおなかを温めましょう。腸が温まると血流がよくなり、腸が活発に動き出します。

お風呂の温度は自分が快く、ゆったりと入れる温度に設定し、額に汗がにじむくらいまでお湯につかります。そして、お風呂を出た後1時間ほどすると、入浴によって上がった深部体温が下がってきます。このタイミングが入眠しやすいので、お風呂を出た後90分以内に布団に入るのがおすすめです。

❹ 体を動かし、腸を刺激する

便秘気味の人に多いのが運動不足です。ずっと同じ姿勢でいると腸はあまり動きません。腸の動きが悪いと便を先に送り出すことができず、便秘になってしまうのです。

そこで、日常生活の中でこまめに体を動かすようにしましょう。体を適度に動かすことで腸は刺激され、活発に動くようになります。

コラム

沖縄はなぜ長寿県の座から転落したのか

厚生労働省が発表した都道府県別平均寿命（2015年）によると、沖縄は男性36位、女性は7位でした。沖縄の平均寿命は、1985年まで全国トップで、十数年前、沖縄の長寿の秘密である健康的な食生活、ストレスの少ないライフスタイルなどを紹介した書籍が各国語に翻訳され、世界的にベストセラーになったこともあります。

それが短期間に後退した原因は何なのでしょうか？

琉球大学の研究者らによれば、従来の沖縄の食生活は質素で、サツマイモ、大豆、昆布をよく食べ、ゴーヤなどの野菜も豊富で、ハレの日は豚肉を食べるような食生活でした。それが、米軍占領期にファストフードやスパムミートなどのジャンクフードが日常食に入り込み、高カロリー・高脂肪食をよく食べるようになりました。その結果、22～69歳の男性の肥満率は全国1位になっています。さらに、65歳未満の働き盛り世代の死亡率が、男女ともにワースト1位（2015年）。これが平均寿命を引き下げる要因になっているのです。

しかし、同じ沖縄でも特異な地域があります。それは北部地域で、100歳以上の長寿の方が多いことで知られています。こちらはゴーヤや昆布などを日常的に食べる昔ながらの食生活を維持しています。

以上のことから、食生活が、平均寿命に大きく影響を及ぼすことは明らかなようです。

沖縄の事例を紹介しましたが、これは沖縄だけの話ではありません。今、欧米では和食が健康食として評価されているのに、日本では、沖縄と同じように食の欧米化が進んでいます。つまり、他の県でもこれから沖縄に追随する恐れが高いのです。沖縄の現状を「反面教師」として、体によい食生活を目指しましょう。

第3章

腸毒を抜き、がんに打ち勝つ食事

がんを呼び込む5つの食習慣

ビタミンB群のひとつであるパントテン酸の発見者で、葉酸の名付けの親でもあるロジャー・ウィリアムス博士は、「私たちの体の中には、私たちが食べたもの以外のものからつくられるものは何一つ存在しない」と述べています。

この言葉は、食生活がいかに大切かを端的に伝えています。

近年、日本でがんや循環系の疾病が増加しているのは、食生活に問題があるからなのです。現在の日本の食生活の主な問題点は、次の4点だと考えられます。それぞれの問題に対して、改善する方法を示していますので参考にしてください。

❶ 糖質のとりすぎ

糖質は活動するうえで貴重なエネルギー源なので、毎日の活動強度に合った必要量をとる必要がありますが、とりすぎると高血糖や肥満などにつながり、糖化を招きます。糖化とは余分な糖質が体内のたんぱく質などと結びついて、細胞を老化させる現象のことで、肌の老化につながるほか、動脈硬化や白内障、アルツハイマーとの関連も指摘されています。

糖質のとりすぎはがんとも関連があります。がん細胞はブドウ糖からエネルギーをつくるのですが、通常細胞の何倍ものブドウ糖を必要とします。ブドウ糖は体内で糖質を分解することでつくられますから、糖質の過剰摂取はがん細胞にとって歓迎すべきことなのです。

このため、白米や砂糖の多い菓子や清涼飲料などのとりすぎには注意しましょう。ただし、主食を極端に制限してしまうと食物繊維不足につながり、腸内環境を悪化させます。食物繊維豊富なホールフードを取り入れ、必要量をきちんととるようにしましょう。

●改善ポイント
・主食や砂糖の多い菓子・清涼飲料などのとりすぎに注意する
・主食は食物繊維豊富なホールフードをとり入れる
・間食を控える

❷ 塩分のとりすぎ

塩分のとりすぎは、胃壁が荒れやすくなり胃がんのリスクが高まります。ピロリ菌に感染している人が塩分を過剰摂取すると、発がんのリスクが高まります。

厚生労働省の「日本人の食事摂取基準」（２０２０年版）によると、１日当たりの塩分摂取量の目標値は成人男性が７・５g以下、女性が６・５g以下ですが、実際の摂取量は２０１９年で平均９・９gでした。意識して塩分量を減らすことが必要なのです。

●改善ポイント
・家庭で料理するときは意識して塩分を控える。酢やスパイスなどを使うと満足度が高まる
・加工食品は減塩タイプを選ぶ

❸ 動物性たんぱく質や脂肪のとりすぎ

動物性脂肪には飽和脂肪酸が多く含まれ、血中の中性脂肪やコレステロールを増加させ、悪玉コレステロールを増やします。この悪玉コレステロールが活性酸素によって酸化すると、血液はドロドロ状態になり免疫力は低下してしまいます。

また、動物性脂肪をとりすぎると腸内で悪玉菌が増え、胆汁酸を二次胆汁酸に代謝します。この二次胆汁酸は大腸がんの要因となりますし、他のがんも引き起こします。動物性脂肪でも、魚油ではこうしたリスクは起こりにくいと考えられています。

●改善ポイント
・肉がメインの食事は週1～2回までとする
・たんぱく質の補給は魚介類や豆類、大豆製品、脂肪の少ない鶏肉などをメインに

❹ 加工食品や酸化した食品のとりすぎ

ハムやソーセージなどの加工肉、菓子パン、スナック菓子、砂糖入りの飲料など、塩分や糖質、脂質を多く含む加工食品をたくさん食べると、肥満や死亡リスクを高めるという報告があります。

20～91歳（年齢中央値37・6歳）の1万9899人を、加工食品の1日の摂取量で4グループに分け、約10年間追跡した研究では、摂取量が最も多いグループ（1日4食分以上）は最も少ないグループ（1日2食分未満）より、死亡リスクが62％高かったそうです。1食分増えるごとに死亡リスクは18％高くなるという結果も示されました。

また、古くて酸化した油や加工食品からは、発がんの引き金となる活性酸素が大量に発生します。油は加熱しただけで酸化が始まるので、揚げ物をよく食べる人は酸化した油をたくさん食べていることになります。

●改善ポイント
・加工食品のとりすぎに注意する
・フライやてんぷらなどの揚げ物は週1～2回までとする
・家庭で揚げ物に使った油は早めに使い切る

❺ 酒類のとりすぎ

飲酒は口腔、咽頭、喉頭、食道、大腸、肝臓、乳房のがんのリスクを上げる、と報告されています。飲酒により体内に取り込まれたエタノールは、動物での発がん性が示されているアセトアルデヒドに代謝されるため、がんの原因になると考えられています。

また、飲酒は、免疫機能を抑制するとともに、エストロゲン代謝へ影響を及ぼすこと、食事が偏り栄養不足につながることから、がんの原因となることが報告されています。

なお、喫煙者が飲酒をすると、食道がんやがん全体の発症リスクは特に高くなること（交互作用）がわかっています。

さらに、イギリス・ケンブリッジ大学のケタン・パテル教授が率いる研究チームが、アルコールの摂取がＤＮＡを損傷して、がんのリスクを高めると発表しました。

これまで、アルコールを摂取すると分解する過程でアセトアルデヒドが生成され、それがＤＮＡを損傷することについて、培養細胞を使った研究で確認されていましたが、そのメカニズムははっきりとはわかっていませんでした。それをパテル教授のチームがマウスを使って、生きている臓器の反応を確認したのです。

●改善ポイント

・がんを撃退する強い意志を示す意味で禁酒が望ましい。お酒抜き習慣をつけるためには2カ月禁酒すること

・2カ月の禁酒後は、純アルコールで1日当たり平均約20g程度（ビール500ml・1本、日本酒1合、ワイン・2グラス弱）を週1～2回までとする

食材の栄養価が落ちている

図3－1は、野菜の栄養成分含有量を比較したグラフです。1950年当時にくらべ、現在の野菜の栄養価がかなり落ちていることがわかります。

原因として考えられるのは、**1950年当時は太陽光を浴びる露地栽培がほとんどだったのに対し、現在はハウス栽培が増えてきたこと**、日本の土地がやせてきていることです。現在日本で主に行われているのは、化学肥料や農薬を大量に投入する農法です。化学肥料や農薬は土壌中の大切なミネラルを流出させるといいます。その結果、日本の畑にはリンやカリウムが過剰で、逆にマンガン、鉄、亜鉛といった微量ミネラルが不足気味のやせた土壌になっているのです。

このような事情から、野菜をたくさん食べている人でも、ビタミンやミネラルなどの栄養素が必ずしも足りていないかもしれないことを知っておきましょう。

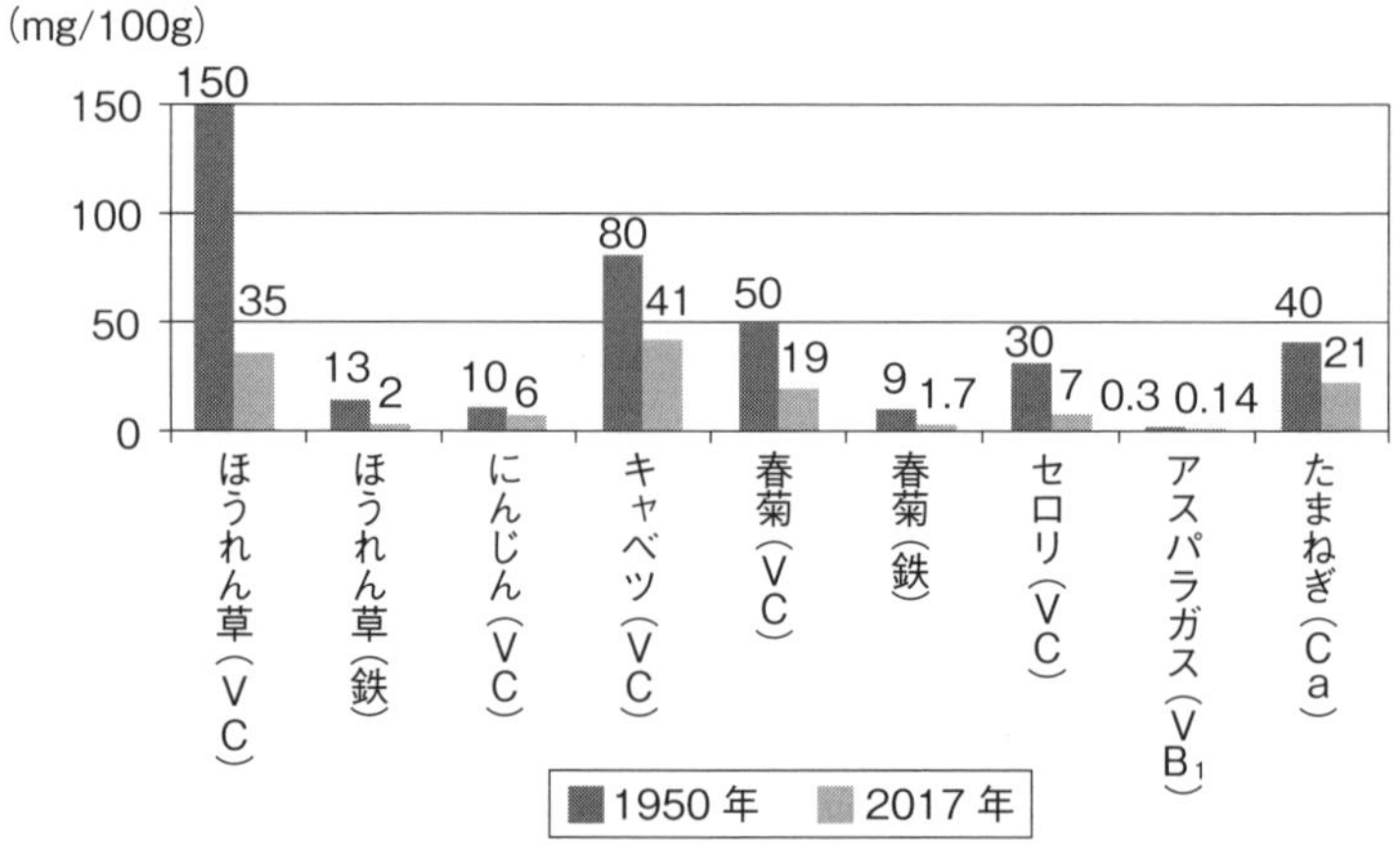

VC：ビタミンC、VB_1：ビタミンB_1、Ca：カルシウム

●図3-1　野菜100g当たりの栄養成分含有量

（日本食品標準成分表より作成）

食物繊維をたっぷりとれば、腸内環境は改善する

食物繊維には水に溶けにくい不溶性食物繊維と、水に溶けやすい水溶性食物繊維があります。

不溶性食物繊維は、それ自体はかたくて水に溶けにくいものの、水分を吸ってふくらみ、腸壁を刺激して排便を促す作用があり、玄米、大麦、トウモロコシ、豆類、パセリ、モロヘイヤなどに多く含まれます。

水溶性食物繊維は善玉の腸内細菌のエサになり、便を柔らかくするとともに滑りをよくし、排便を促します。キノコ、海藻、果物、大麦などに豊富に含まれます。腸の動きをよくして腸内環境を改善するには、両方の食物繊維をバランスよくとることが大切です。

日本人の食事摂取基準によると、どの世代でも食物繊維摂取量が不足しています。食物繊維のいちばんの供給源は主食なので、主食を制限しすぎないようにしましょう。

主食に食物繊維豊富なホールフード（Ｐ48参照）を取り入れると、食物繊維摂取量を無理なく増やせます。

白米を玄米に替えるのがおすすめですが、**玄米は食べにくいという人は白米に大麦や雑穀を混ぜて炊くとよい**でしょう。

ファイトケミカルで「活性酸素」を撃退

ファイトケミカル（phytochemical）とは、野菜や果物などに含まれる天然の機能性成分です。植物が紫外線や昆虫など、植物にとって有害なものから体を守るためにつくりだした色素や香り、辛味、ネバネバ成分などです。トマトに含まれるリコピン、ブロッコリーに含まれるスルフォラファンなど、ご存じの方も多いでしょう。**ファイトケミカルは体内で過剰な活性酸素と結びついて除去する働きがあり、老化やがんを予防する効果がある**のです。

ファイトケミカルの主な供給源は野菜や果物ですが、1日当たり400～600gの野菜・果物類を摂取することにより、呼吸器系のがんや消化管系のがんの発症リスクを50％低減できるというデータがあります。

表3－1のように、ファイトケミカルにはさまざまな種類がありますが、色鮮やかな野菜や果物に多く含まれるので、彩り豊かな料理をつくることで、さまざまなファイトケミカルを摂取することができます。

●表3-1　ファイトケミカルの種類

色	ファイトケミカル	多く含む野菜・果物
赤	リコピン	トマト
赤紫	アントシアニン	ぶどう、ブラックベリー、赤ワイン
	ポリフェノール	ブルーベリー、ラズベリー
オレンジ	α－カロテン β－カロテン	にんじん、マンゴー、かぼちゃ
黄橙	β－クリプトキサンチン	メロン、もも
	フラボノイド	みかん、パパイヤ、オレンジ
黄緑	ルテイン ゼアキサンチン	ほうれん草、アボカド、メロン
緑	スルフォラファン インドール	ブロッコリー、ケール
薄緑	硫化アリル	ねぎ、たまねぎ、にんにく

加工食品は便利だけれど…

簡単で便利な加工食品が普及しています。農林水産省の推計では、私たちの口に入る農作物の約8割が、加工・調理されたものになっているということです。加工・調理の工程を経ると、もともと含まれている栄養素はどんどん消失していきます。

たとえば、スーパーやコンビニに並んでいる水煮食品は、調理の素材として利用している人も多いでしょう。下ごしらえが済んでいるので、調理時間を短縮できて便利ですが、**新鮮な素材を自分で調理したものとは、栄養価が異なる**ことをご存じですか？

水煮食品は、食材をカットし、水煮してお湯を捨てるという工程を何度か繰り返します。この工程の中でビタミンやミネラルの多くが流されてしまうのです。

さらに、濁りを防ぐ食品添加物「リン酸塩」を入れ、パックすることで長期保存が可能になります。その結果、ミネラルやビタミンはほとんど残っておらず、現代人が過剰摂取しがちなリンが残っている食品が完成するというわけです。

加工食品を多用していると、必要な栄養素をとりにくくなることを知っておきましょう。

野菜は体をアルカリ性に傾けてくれる

私たちの体は、食べたものによって酸性に傾いたりアルカリ性に傾いたりします。

野菜などの植物性食品をたっぷり食べていると体はアルカリ性に、動物性食品をたくさん食べていると酸性に傾きやすくなります。

がん細胞はアルカリ性の環境が苦手です。このため、肉食を少なく、植物性食品をたくさん食べることで、がん細胞の成長を防げるのです。

日本人の野菜摂取量は年々減っています。厚生労働省は「1日に必要な野菜は350g」と打ち出していますが、2017年厚生労働省の国民健康・栄養調査によると、成人男女の平均野菜摂取量は1日288・2gで、2割ほど不足しています。

そこで、野菜やキノコ、海藻を使った料理をもう一皿増やしましょう。体をアルカリ性にするように努めてがんの発症を抑制するのです。さらには、食物繊維補給にもつながりますので、強くおすすめします。

積極的にとりたい オメガ3系の油

脂質は細胞膜やホルモンの材料になる大切な栄養素です。とりすぎに注意して、質のよいものをとりましょう。脂質の主成分である脂肪酸には、さまざまなタイプがあります（図3－2）。

このなかでとりすぎに注意したいのがオメガ6系脂肪酸です。**オメガ6系脂肪酸は過剰摂取するとアレルギー性疾患を悪化させたり、生活習慣病やがんなどを誘発する可能性もあるからです。**

一方、積極的にとりたいのがオメガ3系脂肪酸です。**オメガ3系脂肪酸は体内で炎症を抑える物質をつくる材料となり、がん細胞が転移するのを防ぐほか、生活習慣病や認知症の予防効果もあるとされています。**

現代の食生活ではオメガ3系が不足しがちで、オメガ6系が過剰になりがちです。

そこで、オメガ3系を豊富に含むえごま油、亜麻仁

飽和脂肪酸		不飽和脂肪酸		
中鎖脂肪酸	長鎖脂肪酸	オメガ９系（オレイン酸）	オメガ６系（リノール酸）	オメガ３系（α-リノレン酸）
エネルギーに変わりやすいので、バター代わりに使うとよい	動物性の脂肪に多く含まれ、コレステロール、中性脂肪を増加させる	食物から摂取するほか、体内でつくることができる脂肪酸	体内でつくることができない必須脂肪酸	体内でつくることができない必須脂肪酸
〈特長〉酸化しにくいので加熱調理に向く	〈特長〉酸化しにくいので加熱調理に向く	〈特長〉酸化しにくいので加熱料理に向く	〈特長〉比較的酸化しやすい	〈特長〉酸化しやすいので加熱調理に向かない
〈例〉ココナッツオイルなど	〈例〉バター、ラードなど	〈例〉オリーブオイル、アボカドオイルなど	〈例〉サラダ油、ごま油、コーン油など	〈例〉亜麻仁油、えごま油、EPA、DHA
品質のよいものを適度にとろう	とりすぎに注意	品質のよいものを適度にとろう	とりすぎに注意	積極的にとろう

●図 3-2　脂肪酸の種類

油などを積極的にとり、オメガ6系を多く含むサラダ油、大豆油、コーン油などは控えめにしましょう。

ただし、えごま油、亜麻仁油などは熱に弱く加熱すると分解してしまうため、サラダに使ったり、食べる直前に汁物にたらしたりするとよいでしょう。

なるべく摂取しないよう心がけたいのがトランス脂肪酸です。

トランス脂肪酸は、体内の炎症反応を高めて生活習慣病の原因になるほか、乳がんなどの発症リスクを高めるとの指摘があるからです。マーガリン、ショートニングに多く含まれるほか、牛肉や羊肉にも含まれています。

じつは、欧米では心疾患や糖尿病のリスクを高めるとして、多くの国で使用が禁止されていますが、日本では表示の義務さえなく、スナックや菓子やクッキー、パンなどに多用されています。加工食品を購入するときは原材料を確認し、マーガリン、ショートニングなどの表示のないものを選びましょう。

不調のときにおすすめの食材

「医食同源」という言葉があります。これは、ふだんの食事も病気の治療も、どちらも人間の生命を養い、健康維持に欠かせないものであるという考え方です。体調が悪いときは、不調に適した食べ物をとることで、不調を緩和することができます。いくつかおすすめの食材をご紹介しましょう。

❶ 長芋

食欲がないときは長芋を蒸して食べるのがおすすめです。長芋を干したものが漢方薬の「山薬」で、食欲不振などに用います。長芋を蒸したものはこの漢方薬と同じ効果があるといわれます。

❷ ヤーコン

便秘気味のときはヤーコンを食べましょう。ヤーコンはキク科の根菜で、オリゴ糖が特に多く、オリゴ糖が豊富なことで知られる玉ねぎの約２・８倍のオリゴ糖が含まれています。オリゴ糖は腸内でビフィズス菌などのエサになり、腸内環境を整えるので、便秘解消にはもってこいです。

また、オリゴ糖が大腸がんの予防につながるという研究もあります。食べ過ぎるとお腹が緩くなることがあるので注意しましょう。

❸　にんにく

疲れたときにおすすめなのが、にんにくです。にんにく特有の臭いのもとは、硫化アリルの一種「アリシン」という物質で、糖質をエネルギーに変換する際に必要なビタミンB_1の吸収を助けるため、疲労回復や滋養強壮に効果があるといわれます。アリシンには強い殺菌作用もあります。

❹　しょうが

しょうがは血流をよくして体を温めてくれるので、冷え性の改善に最適です。生のしょうがより、加熱・乾燥させたものが効果的ですが、100℃以上の熱が加わると主成分ショウガオールが破壊されるので、加熱しすぎないようにしましょう。

しょうがは、漢方の世界でも「生姜《しょうが》無くして漢方は成り立たない」といわれるほど多く使われており、なじみの深い風邪薬「葛根湯」にも使われています。

摂取しすぎると胃腸が荒れやすいので、胃腸の弱い人は注意が必要ですし、刺激が強いため妊婦さんや子どもも注意が必要です。不安な方は医師や薬剤師に相談しましょう。

がん患者さんのための食事バランスガイド

図3-3は、2005年に厚生労働省と農林水産省が共同で策定した「食事バランスガイド」をもとに、私ががん患者さん用にアレンジしたものです。

図中の「料理例」の内には1日に食べることが望ましい料理のおおよその量と、組み合わせをわかりやすく示しています。

「食事バランスガイド」と異なるのは、主食が玄米、もち麦、五穀米になっていること、主菜から肉料理を減らしたこと、牛乳・乳製品を除いて発酵食品にしたことです。

「主食」「副菜」「主菜」「発酵食品」「果物」の5つの区分をまんべんなく取り入れることで、1日に必要な摂取カロリーや栄養素をバランスよく補うことができますし、毎日の食生活に取り入れることで、がんの再発予防に役立ちます。

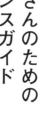

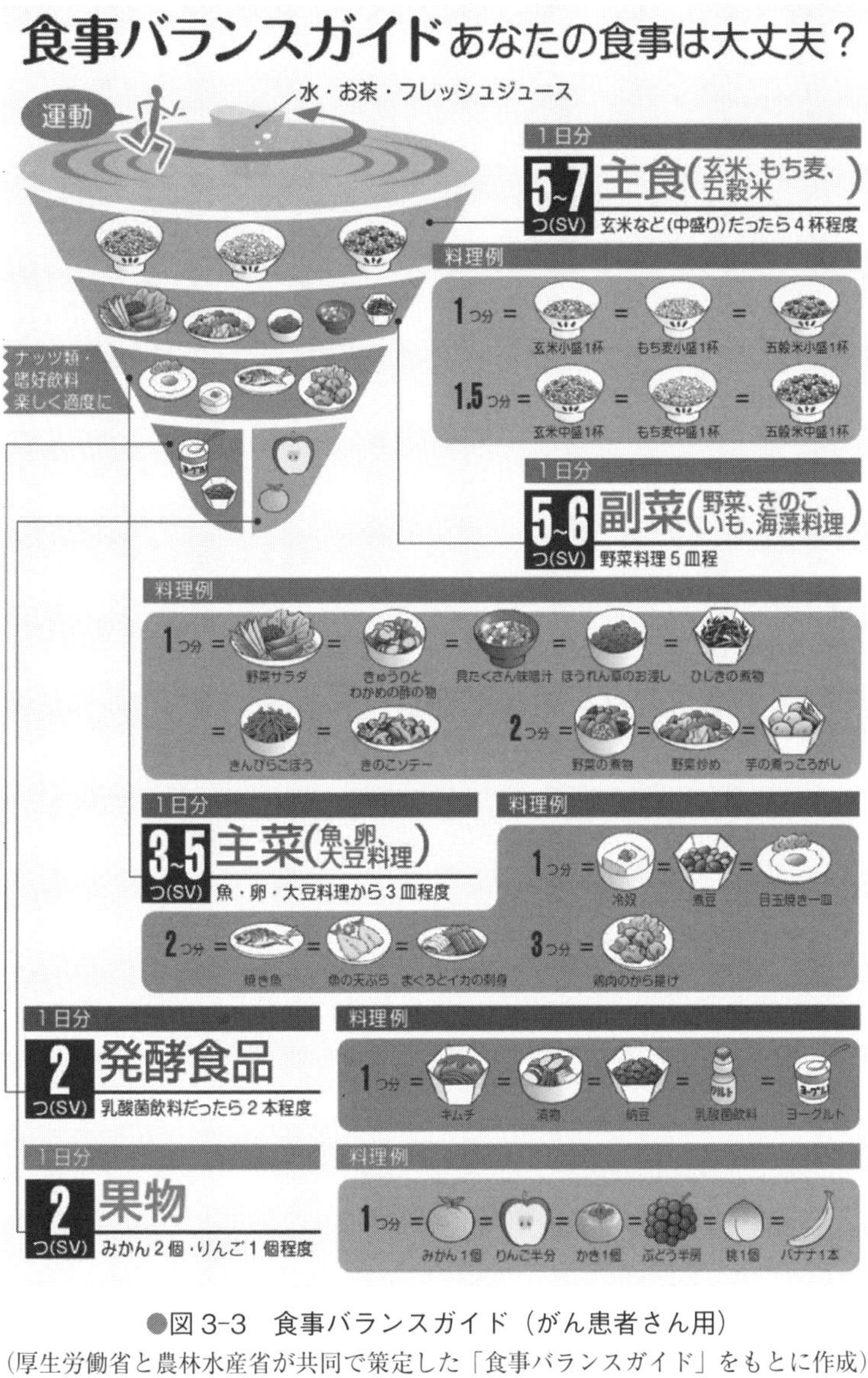

●図 3-3　食事バランスガイド（がん患者さん用）

（厚生労働省と農林水産省が共同で策定した「食事バランスガイド」をもとに作成）

※図中 SV（＝サービング）とは料理を１つ、２つ…と教える単位のこと。

コラム

世界3大長寿の地・フンザの農法

「フンザにはがんも心臓病もない。ところが先進各国はなぜこうも病人が多いのだ」

「私はフンザを訪れてから、食生活をアメリカ的でないものに変えた。それ以来、肥満などと縁がなく健康そのものだ」

これは、アメリカ上院栄養問題特別委員会(マクガバン委員会)での、パーシィ議員の言葉です。パキスタン北部の山間地帯にあり、世界3大長寿の地の1つと呼ばれるフンザ。

フンザの農業と食生活とは、どのようなものなのでしょうか。フンザでは、山の斜面に畑を作るとき、深い谷底の川原から土を運び上げて畑土にします。その土は、ヒマラヤ山地のミネラルを十分に溶かしこんだ水により、運ばれたものです。そのような川原の土を用いるため、フンザの畑はミネラルを豊富に含んでいるのです。このような農法の恵みが食卓へと届き、フンザの人々の健康長寿を支えているのでしょう。

一方、日本の農業はどうでしょうか。農地に川原の土を入れる農法など聞いたことがありません。耳にするのは、化学肥料や農薬を投入する農法です。その結果、農作物の栄養価が著しく低下していることが指摘されています。

日本でも、有機農法などで作った栄養価の高い農作物が普及してほしいものですが、そのためには、消費者の後押しも欠かせません。私たちの消費行動で、未来の健康的な食生活へとつなげていきましょう。

第4章

運動＆リラックスで免疫力アップ

現代人は運動不足

国民健康・栄養調査によると、成人1日当たりの歩数の平均値は、1991年で男性8333歩、女性7130歩だったのが、2017年ではそれぞれ6846歩と5867歩と、1000歩以上減少しています（図4－1）。

交通機関の発達やエレベーター・エスカレーターを使う機会が増えたことなどが影響しているのでしょう。歩数の減少は腸の状態にも影響を与えています。歩くことは全身運動なので、歩いている間は腸が刺激されるからです。

総務省の社会生活基本調査（2016年）によると、日本人がスポーツにかける時間は1日に平均14分しかないそうです。一方、テレビやラジオ、雑誌や新聞を見ている時間は平均135分なので、座っている時間がそれだけ多いということになるのです。

運動は腸を動かすだけでなく、筋肉も強化し、体温を上げる作用もあり、免疫力のアップにもつながります。運動時間がとれないという人は、移動時間は早歩きをしたり、なるべく階段を使うなど、少しでも活動量を上げる工夫をしましょう。

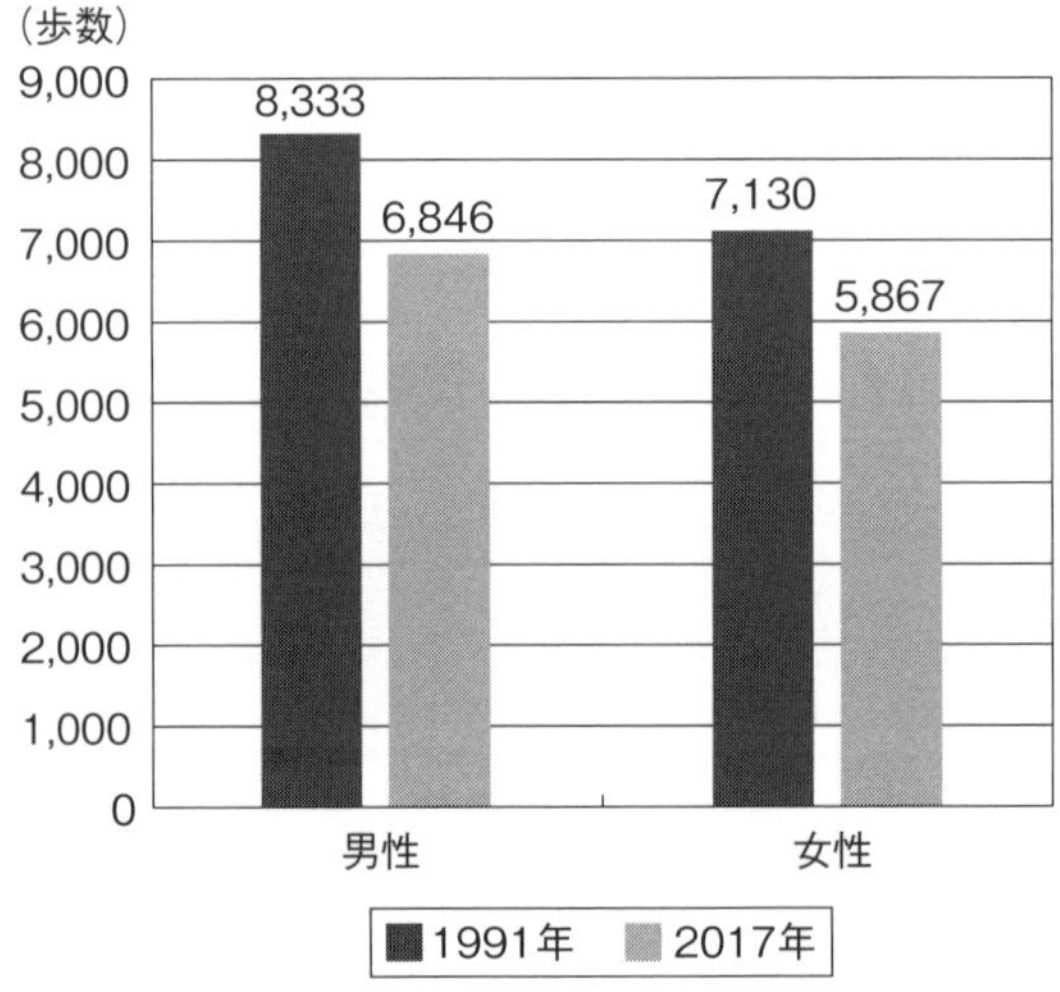

●図 4-1　成人 1 日当たりの平均歩数
（国民健康・栄養調査より作成）

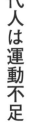

闘病のためにも基礎体力をつけておこう

２人に１人ががんになるといわれています。あなたも、いつがんだと宣告されるかもしれません。

あなたががんになって、手術や抗がん剤治療、放射線治療を受けると仮定しましょう。どの治療法も間違いなく、あなたの体力や筋力を奪います。**体力のない状態で治療を受けると、術後の回復が遅れたり、抗がん剤治療の副作用に命を脅かされる**ことになるのです。

そこで、普段から体力・筋力を増強しておくことが大切です。鍛えておけば、筋肉はある程度貯められるので、運動習慣をつけて「筋肉貯金」しておきたいものです。

ところで、私は数年前に初めて入院生活をしました。趣味の登山で人命救助をした際に手の指が左右計４本凍傷になり、指を落とすのが嫌なら１～２週間（７～14日）の入院が必要だと医師から宣告されたのです。凍傷の治療は主に24時間の点滴治療。感染症を防ぐためです。入院中の生活は、病室のベッドに横たわりテレビ見る、本を読む、それと３度の食事だけ。体を動かすこともなくそれ以外やることがありません。

この環境は一見恵まれているようですが、体力・筋力を落とすだけだと初日に気づきました。

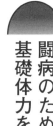

そこで、入院初日の夕方から、点滴ボトルの下がるキャスターを押しながら、病院の廊下を歩きました。病室では、午前と午後の２回、下半身を鍛えるスクワットとランジ（Ｐ73、74参照）を各１００回ずつ行いました。病院食を完食し、それ以外にフルーツを多く食べました。

入院３日目。回診で医師から「あなたの細胞は若いせいか治りがすごく早い。こんな人がいるのですね。ビックリです。この土曜日に退院しますか?」と告げられました。4泊5日で退院の許可が下りたのです。もちろん、快諾です。運動によって体力や免疫力が上がったことが、回復を早めたのだと確信しました。

あなたも入院したら、無理をしない程度に工夫して運動してみてください。必ずよい結果につながります。

体を動かす人はがんになりにくい

私たちの祖先のホモ・サピエンスがおよそ20万年前に誕生して以来、人類は食料を得るため、遠くまで自らの足で歩いたり走ったりしていました。交通機関の発達などであまり体を動かさなくなったのは、ここ何十年かのことです。これが、生活習慣病の急増につながっていることは間違いありません。

運動がもたらす健康効果は、筋力増強、体力・免疫力増強、体温上昇、正しい姿勢の保持など多数あります。体内で最も熱を産生しているのは筋肉ですが、運動によって筋肉の量が増えれば基礎代謝が上がり、体温が上がります。とくに、大きな筋肉であるインナーマッスル（体の内側「深層部」に付く筋肉）を鍛えると体温が上がって肥満になりにくくなり、姿勢が正しくなって血流やリンパの流れもスムーズになります。

さらに、運動は睡眠の質の向上にもつながります。

余暇の運動時間と26種類のがんとの関連を調べた欧米の研究12件について、米国の研究チームが分析した論文があります。対象は約１４４万人の男女で、約11年の追跡期間に18万６９３２人ががんを発症しました。

余暇におけるウォーキング、ジョギング、水泳などの運動時間が最も短い上位10％の人たちと、最も長い上位10％の人たちを比較したところ、最も長いグループは13種類のがんの発生リスクが低くなりました。がんの種類別では、食道腺がんは42％、肝がんは27％、肺がんは26％、腎がんは23％低いという結果でした。

一方、運動時間が最も長いグループで発症リスクが高かったがんもあり、前立腺がんは５％、皮膚がんの一種である悪性黒色腫は27％高かったという結果でした（図４－２）。

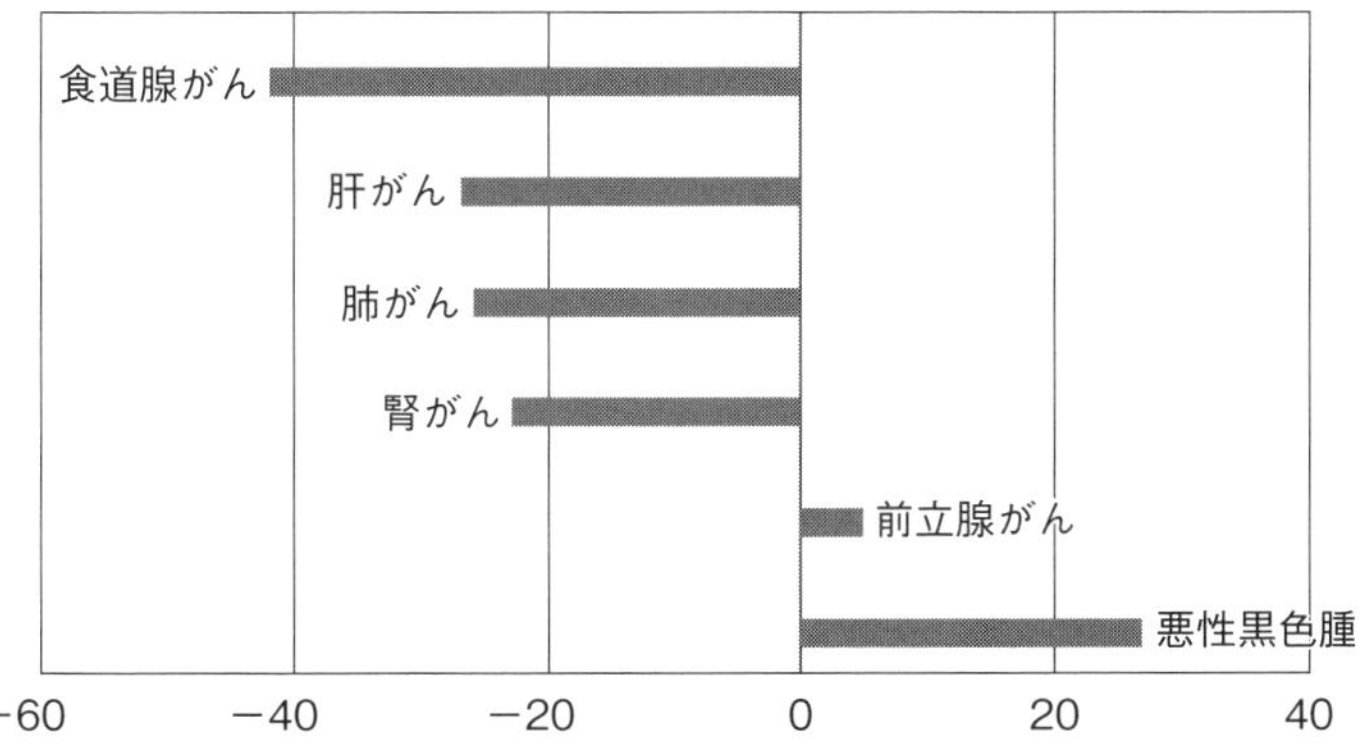

●図 4-2　運動時間の最も長い人のがん発生リスク
（運動時間が最も短い人との比較）
（JAMA Intern. Med. 2016 176 : 816-25 より作成）

研究者らは「悪性黒色腫の増加は屋外で日光に当たった影響によるものと考えられるので、紫外線対策で防げるのではないか。今回の研究結果は、**運動時間の増加ががんの予防につながる**ということを示している」と強調しています。

やはり、運動はがん予防効果があるといえそうです。ただし、屋外で運動するときは紫外線対策を忘れずに行いましょう。

では、運動の激しさは効果に影響するのでしょうか。

活動計を用いて運動強度と運動時間を測定し、死亡リスクへの影響を調べた8つの研究を分析した報告があります。対象は全部で3万6383人、追跡したのは平均5・8年です。

運動量で4つのグループに分けて比較したところ、最も運動量が少ないグループにくらべて、1段階運動量が増えると死亡リスクは52％、2段階で66％、最も運動しているグループで73％低くなりました。

運動強度にかかわらず**運動量が増えれば増えるほど死亡リスクを下げる効果は高い**ことがわかったのです。

また、**座位時間が増えるほど死亡リスクが高まる**という関連も見られました。

「有酸素運動」と「筋トレ」どちらを選ぶ？

ウォーキングなどの有酸素運動は持久力や心肺機能を高める効果があり、筋トレは筋肉量を増やす効果があります。どちらの運動をどのように行うのかは、目的によって変わります。

まず、余分な脂肪を落としたいのであれば、【筋トレ→有酸素運動】の順番で行うと効率が上がります。筋トレを行うとアドレナリンや成長ホルモンが分泌されますが、これらは基礎代謝を上げたり、脂肪細胞の分解を促す働きがあります。このため、筋トレでこれらのホルモンが出た状態で運動すると、効率よく脂肪を燃やすことができるのです。

また、有酸素運動を行ったあとに筋トレを行うと、心肺機能などの持久力が上がるといわれているので、持久力を上げたいなら有酸素運動から始めるのが効率的です。

筋トレでおすすめなのは、筋肉が集まっている下半身を効率よく鍛えることができ、体力に自信がない人でも取り組みやすい「スクワット」です。

スクワットが楽にできるようになったら、「ランジ」にもトライしてみましょう。

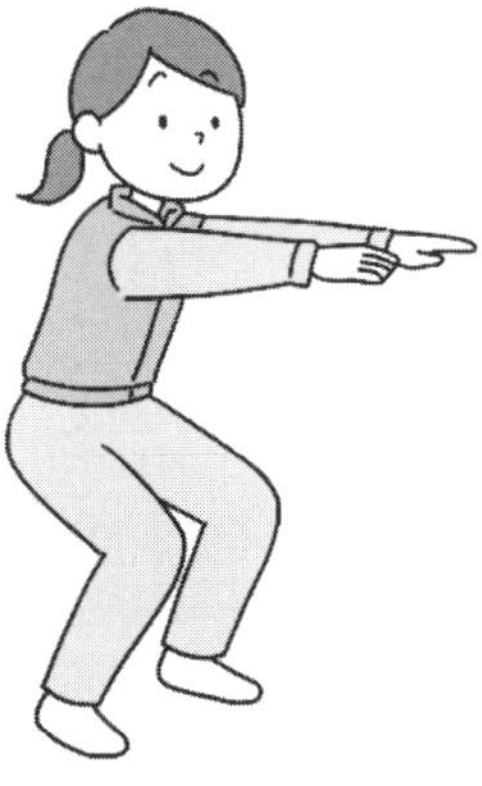

①　肩幅程度に両足を開く。
②　いすに腰掛けるイメージで、大腿部が地面と平行に近くなるまでお尻を落としていく。このとき、ひざが足のつま先より先に出ないようにする。
●　１セット15回を１～３セット行う。

●図4-3　スクワットのやり方

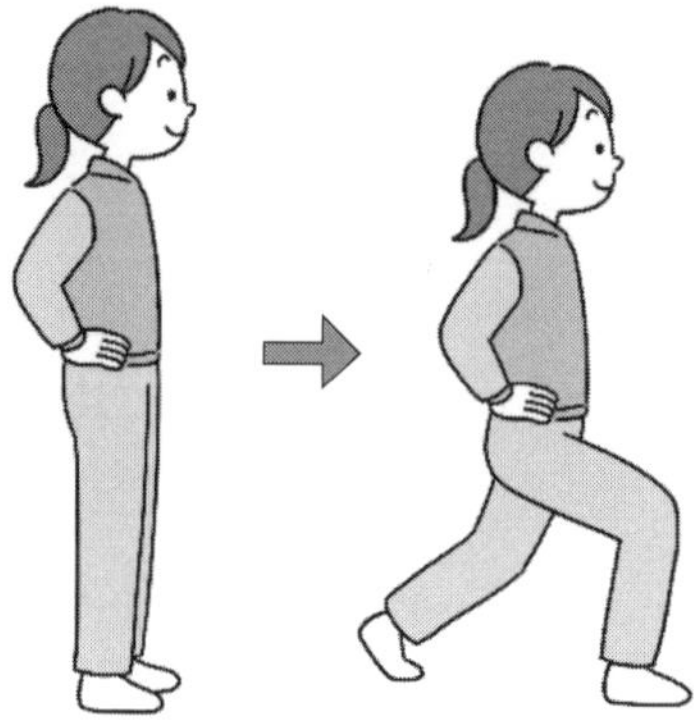

① 胸を張り、背筋をまっすぐにして両手を腰に置く。
② 上半身の姿勢を保ちながら、右脚を前方に踏み出す。
その後、元の位置に戻す。反対側も同様に。
● 1セット10回を1〜3セット行う。

●図 4-4 ランジのやり方

トレーニング効果が高いインターバルウォーキング

有酸素運動といえば、ジョギングやウォーキング。ジョギングはとても続けられないけれど、ウォーキングは飽きるし、もの足りない……。そんな人におすすめなのが「インターバルウォーキング」です。

インターバルウォーキングは、ゆっくり歩きと早歩きを3分ずつ交互に行う方法です。**ゆっくり歩きを間にはさむことで、疲れを回復させながら高強度の運動を続けることができます。**

また、早歩きは無酸素運動になっていて、筋力アップ効果もあります。

ゆっくり歩きはいつものスピードで、早歩きは歩幅を大きめに取り、3分間で息が切れる程度の速さを目安にします。1日30分、週3〜4回を目標に行いましょう。

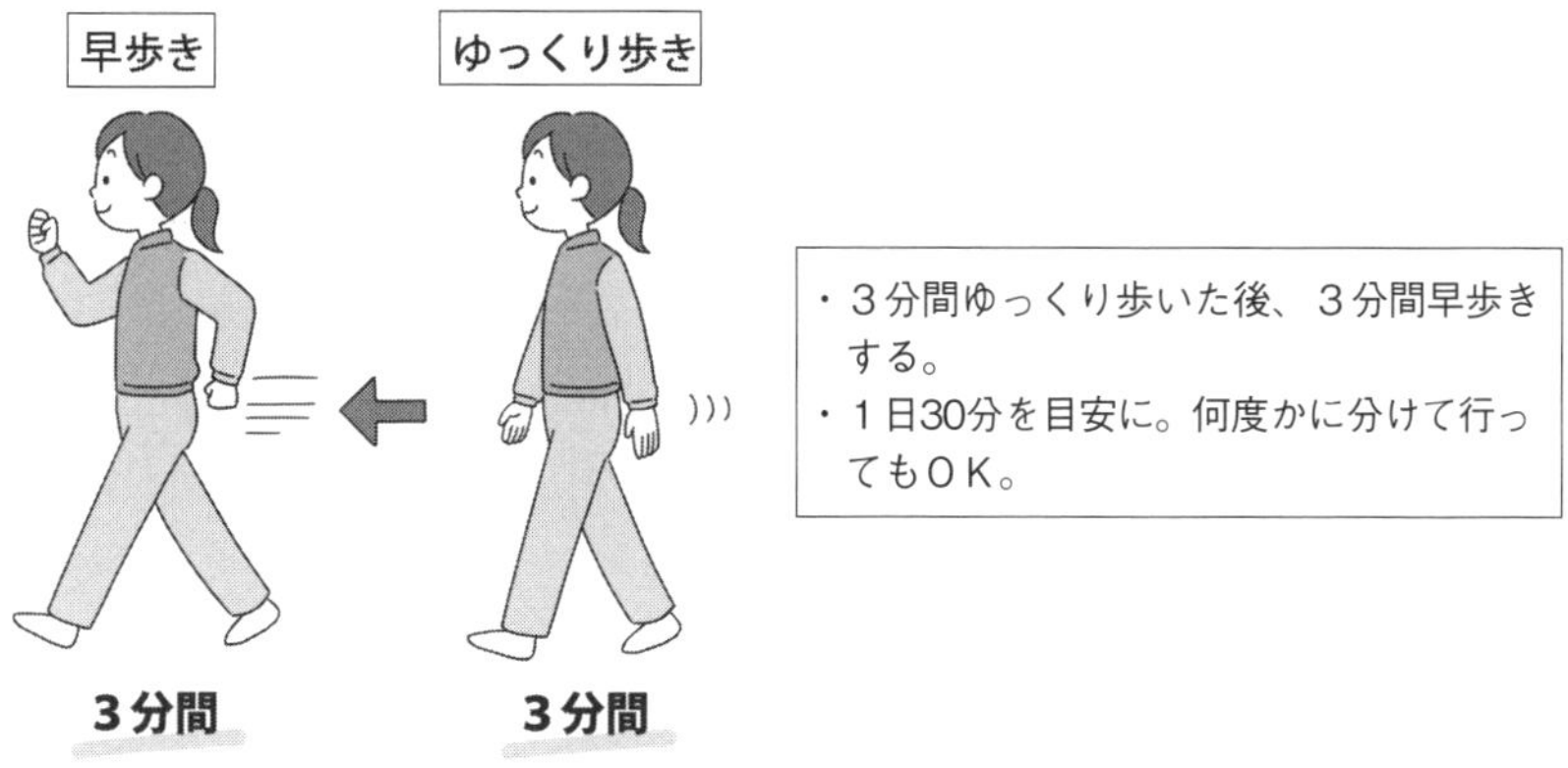
早歩き
ゆっくり歩き
3分間
3分間
・３分間ゆっくり歩いた後、３分間早歩きする。
・１日30分を目安に。何度かに分けて行ってもＯＫ。

●図 4-5　インターバルウォーキングのやり方

三浦式舌出し運動

闘病中で体力の落ちた人でも、手軽にできる運動をご紹介しましょう。

１０１歳まで現役スキーヤーとして活躍した三浦敬三さんが考案し、息子さんの雄一郎さん、お孫さんの豪太さんと、三浦家に代々伝わる運動です。

舌を出すだけの簡単な運動ですが、**血流がよくなって体温が上がり、唾液が出やすくなり粘膜免疫の強化につながるだけでなく、消化も助けてくれます。**

雄一郎さんと豪太さんがまだこの運動をしていなかったとき、３人で脳血流を測ったことがあったそうですが、敬三さんの脳血流の数値がいちばんよかったそうです。１０１歳までスキーを楽しめた要因の一つが、舌出し運動だったのかもしれません。

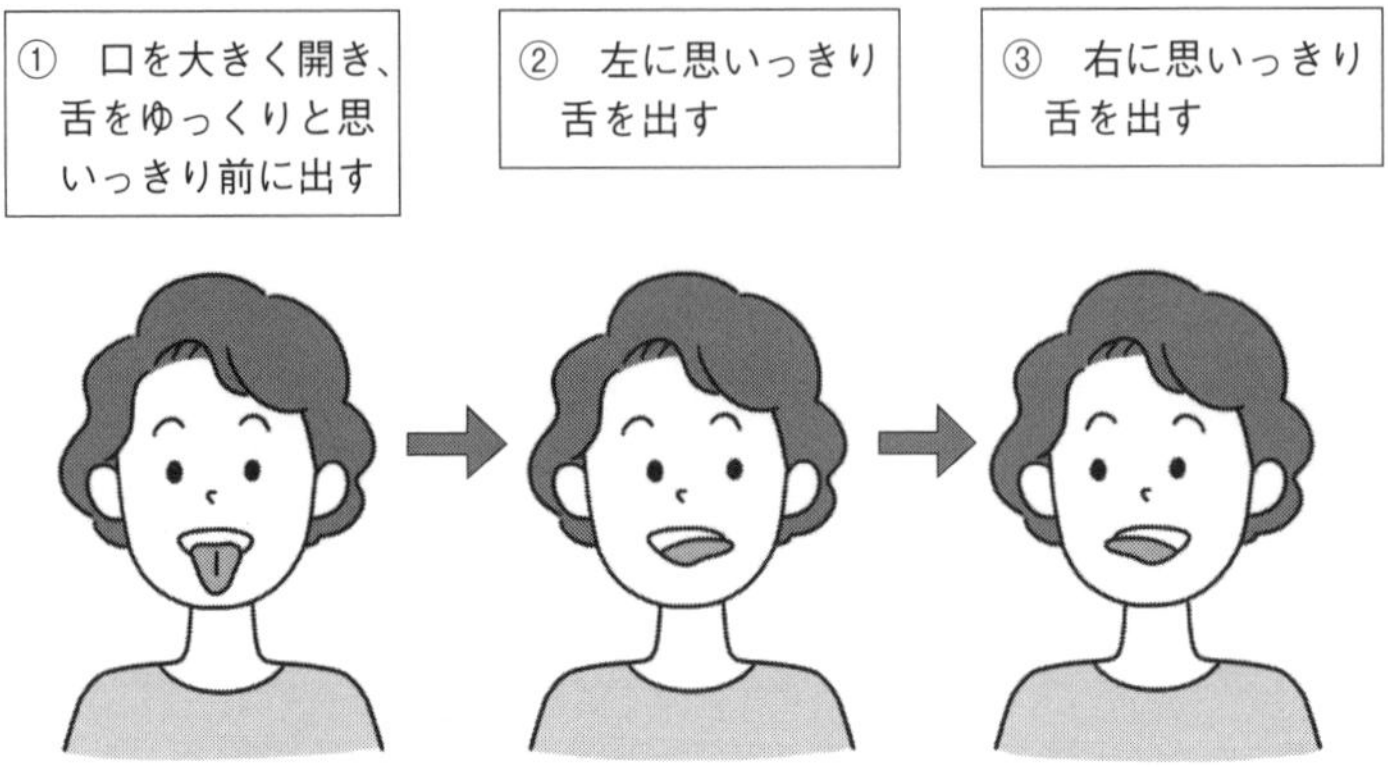
① 口を大きく開き、舌をゆっくりと思いっきり前に出す
② 左に思いっきり舌を出す
③ 右に思いっきり舌を出す

①〜③を50回繰り返す。1日1〜2セットを目安に。

●図 4-6　舌出し運動

無理をしないことが続けるコツ

ここまでいろいろな運動をご紹介しましたが、大事なのは無理をしないこと。初日からはりきりすぎてしまうと、筋肉痛やけがにつながり、脳が「運動はイヤ！」という信号を出してしまいます。

私は今でこそ、フルマラソンや登山を楽しんでいますが、25年ほど前は腰痛のため、1分も走れませんでした。まだ40代だというのに腰痛ベルトを巻き、歩くスタイルは前屈みでペンギンのヨチヨチ歩きです。

初めてジムに行き、マシンを使ってゆっくり走り出すと、腰にビンビン痛さが伝わり1分も走れません。「このままでは人生終わりだ……」と思い、腰に負担がかからない自転車こぎとゆっくり歩くことからコツコツと始めました。

そして、少しずつ歩数を増やしていき、半年後にゆっくりながら10分走れるようになり、腰痛もいつの間にか消えました。

25年後の現在は、体型もすっかり絞れてフルマラソンを走り、トライアスロンの大会にも参加しています。

どうして25年も運動を継続できたのでしょうか。それは、腰痛のおかげかもしれません。腰が痛いので無理できず、決してオーバーワークにならなかったのです。今日までの25年間、トレーニングでけがをしたことは1度もありません。

「運動は3日坊主」というあなたこそ、無理をしなくてよいのです。自分なりに目標をたて、少しずつ目標に近づいていきましょう。**継続すれば筋肉量も増えて代謝のよい体になり、免疫力も上がります。**

過度なストレスは多くの病気を引き起こす

ストレスはさまざまな病気の引き金になります。**アメリカの医療統計によれば、病気の9割はストレスが原因**だということです。がんはもちろん、糖尿病、心筋梗塞、脳卒中、うつなど多くの病気に、ストレスが関係しているといいます。

では、ストレスはどのようなメカニズムで病気を発症させるのでしょうか。

過度なストレスがあると、第1のストレスホルモンともいわれるアドレナリンが直ちに放出され、交感神経を興奮させます。すると、血管が収縮して血圧が上がり、血流が悪くなります。また、血糖値も上昇します。

次に、第2のストレスホルモンといわれるコルチゾールがゆっくり放出されます。コルチゾールはやはり交感神経を興奮させ、血糖値を上昇させるのですが、一方で免疫細胞の働きを抑制してしまいます。このような状態が続くと脳細胞や血管、臓器の機能が損なわれ、さまざまな病気を引き起こすのです。

がんから生還した人はストレスから解放されていた

前述した『がんが自然に治る生き方』には、余命宣告から自力で生還した人たちが実践していた9つの習慣が記されています。

① 抜本的に食事を変える
② 治療法は自分で決める
③ 直感に従う
④ ハーブとサプリメントの力を借りる
⑤ 抑圧された感情を解き放つ
⑥ より前向きに生きる
⑦ 周囲の人の支えを受け入れる
⑧ 自分の魂と深くつながる
⑨「どうしても生きたい理由」を持つ

（ケリー・ターナー『がんが自然に治る生き方』（プレジデント社）より）

右記の９項目を、ほぼ全員が「がん治療を目指して実行した」と言及しています。

食に該当する項目は①と④の２項目のみで、それ以外は「抑圧された感情を解き放つ」「より前向きに生きる」など心と魂の部分が多く登場します。

「がんを治すには、ストレスからの解放が非常に重要である」と、ケリー・ターナー博士も述べています。

ストレスには、慢性のストレスと急性のストレスがあります。慢性のストレスはストレス状態が長く続いて万病のもとになるので、避けなければいけません。

いちばんよいのは、ストレスの原因そのものを除去することです。たとえば、仕事がストレスの原因なら、そこから一時離れること。効果は大きいですが、現実的には難しいのが難点です。

そこで、自分がリラックスできる方法を実践し、ストレスを慢性化させないようにしましょう。複数の方法を組み合わせて実践すると、さらに効果的です。

冷えは万病のもと

「冷え」もさまざまな病気を引き起こします。それは、冷えが「瘀血《おけつ》」の状態をつくり出すためです。

瘀血とは、流れが悪く滞りがちな血液のこと。瘀血になると血液の粘度が高くなり、流れが悪くなるため、血液は新鮮さを失い、それによって不定愁訴や病気を引き起こすのです。

俗に「血の道」と呼ばれる月経不順などが代表的なもので、冷えやのぼせ、こりや痛み、現代医学における高血圧や低血圧、貧血、脳血管障害、虚血性心疾患、痔疾なども瘀血が原因であることが多いとされています。

現代人の多くが、体を冷やしやすい生活を送っているようです。体を冷やさないよう、次のことに気をつけましょう。

●体を冷やさないためのポイント

①体を冷やす食べ物（ビール、冷水、アイスクリームなど）は避ける
②安易な薬の多用を避ける
③エアコンの設定温度を下げ過ぎない
④体を冷やさない服装をする。特に下半身は冷やさない
⑤ストレスをため込まない

次に、冷やさないことも重要ですが、積極的に温めることも効果的です。

体を内側から温めるため、ぜひ取り入れていただきたいことは下記の通りです。

●体を内側から温めるためのポイント

①運動で筋肉量を増やし、代謝のよい体にして基礎体温を上げる
②シャワーだけでなく、湯船につかって体を温める
③鍋物やみそ汁など、体を温める料理を増やす
④体温を上げるしょうが、発酵食品などの食材を積極的にとる。ただし、しょうがのとりすぎには注意
⑤コーヒー、紅茶、お茶などの嗜好品《しこう》はホットで楽しむ

楽観主義は健康寿命を延ばす

楽観主義が、加齢に関わる病気のリスクを下げ、健康長寿につながるという報告が相次いでいます。

１つ目はアメリカで行われた研究解析で、58～86歳の女性６万９７４４人と41～90歳の男性１４２９人を10～30年追跡したものです。楽観的かどうかのレベルで４つのグループに分け、最も楽観的だったグループの寿命と最も楽観的でなかったグループの寿命を比較しました。

その結果、最も楽観的だったグループの寿命は女性で14・９％、男性で10・９％長く、85歳以上まで生きる確率が女性で１・５倍、男性で１・７倍でした。

なお楽観主義は、多くが社会的要因により後天的に形成されたものであり、学習によって強化できることを別の実験が示していると研究者らは述べています。

もう一つは、楽観・悲観主義と心血管疾患や総死亡率との関係を調査した15の研究です。計22万９３９１人分を平均13・８年追跡した研究解析で、楽観主義レベルの高い人は心血管疾患リスクが35％低く、総死亡リスクが14％低かったということです。

注目すべき点は、後天的に形成された性格は、さらに変えることができるのです。

具体的には、①**見た目を変えてみる**。例えば髪型やファッションを変える。②**付き合う人や環境を変える**のも効果的です。楽観主義の人と付き合う。③**行動パターンを変える**。④**カウンセリングを活用**してみる。などの方法もあります。あなたが、その気になれば、**マイナス思考は変えることが可能なのです。**

幸せのメカニズム

「幸せ」については、その度合いを知る指標化が非常に困難だったためサイエンスの対象外でした。ところが近年、主観的幸福の測り方ができるようになり、研究が急速に進んでいます。

慶応大学の前野教授は、幸せには4つの心的因子が寄与しているといいます（図4-7）。

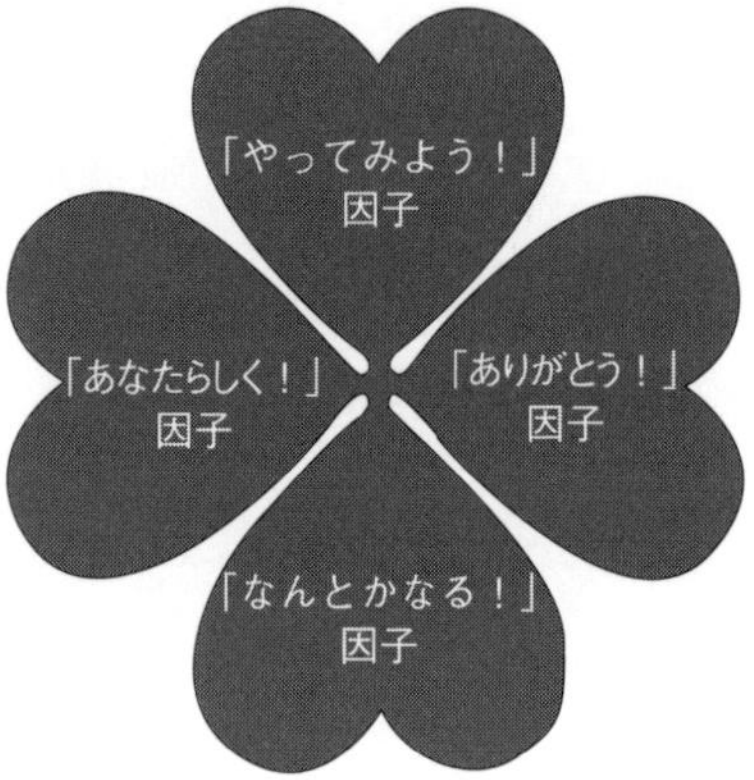

●図 4-7　幸せの４つの因子
（前野隆司『幸せのメカニズム』講談社現代新書、2013 年より）

これは、同教授らが過去の幸福研究から「幸せ」に関連する項目を徹底的に洗い出し、それをアンケートにして1500人に回答してもらい、その結果を解析した結果から導き出された結論です。ただのポジティブ心理学とは異なります。

第1は「やってみよう！因子」で、**自己実現と成長の因子**です。大きな目標を持ち、そのために成長しようとすることが幸せに寄与しているのだといいます。

第2は「ありがとう！因子」で、**つながりと感謝の因子**です。友だちの数が多く、多様な人と付き合っている方が幸せだということです。

第3は「なんとかなる！因子」で、**前向きと楽観の因子**です。幸せのためになくてはならないといいます。

第４は「あなたらしく！　因子」で、**独立とマイペースの因子**です。自分をはっきり持っていることをあらわします。

これら４つが揃った人が幸せで、不幸せな人は４つの度合いが低いということになります。

現代はストレス社会といわれます。ストレスによるダメージを回避するためにも「幸せの４つの因子」を実践し、幸せを引き寄せましょう。

自然と触れ合うと健康度がアップする

自然豊かな環境に身を置くと、日常のストレスが癒やされるという経験は誰にでもあると思います。こうした恩恵を得るには、必ずしも遠方のリゾートで過ごす必要はないようです。

イギリスで行われている「自然環境との関わり調査」の対象者のうち1万９８０６人に、前週に自然と接した総時間と、現在の健康状態や幸福感について自己評価を聞いたところ、次のような結果だったそうです。

前週の自然への接触時間が１２０～１７９分間だったグループで、良い健康状態と評価した人は接触なしのグループの１・59倍、高い幸福感があると評価した人が１・23倍でした。

この恩恵は、週に２００～３００分間の自然への接触でピークに達し、それ以上長くなっても「良い健康状態」や「高い幸福感」は増えませんでした。

また、滞在の長さによる違いはなく、訪れた自然環境の種類による差もなかったのです。

この調査結果から、1回1回は短時間でも、週に合計2時間、身近な緑道や公園などを訪れて自然に触れることで、少なくとも翌週1週間は「自分は健康で幸福だ」と感じることができるということになります。

温熱療法で血流&免疫機能アップ

病人の身体を温めたり冷やしたりする温度刺激は、古代より行われてきました。なかでも温熱療法は最もなじみが深く、日光浴や温泉浴などの日常的なものから、温熱の熱源として光線、電気（高周波、超音波など）を使用するものまであります。

温熱療法の中の一つである温泉療法は、紀元前500年頃からギリシャで行われていたという記録も残っていますが、科学的に研究されるまでに至ったのは18世紀以降のことです。

西洋医学では温熱療法は「ハイパーサーミア」と呼ばれており、一部の医療機関では、がん治療や免疫活性を目的に自費診療として行われています。

温熱で体全体が温まると血行がよくなり、酸素や栄養が身体のすみずみまでいきわたります。同時に疲労物質や余分な成分は排出され、血液もきれいになります。関節や筋肉の弾力性が増すため、関節の痛みや筋肉のこりもやわらぎます。また、冷え性が改善され、夜間のトイレ回数も減るため、寝つきがよくなり、睡眠の質もよくなります。

数多くの温熱療法がありますが、ここでは、千葉大学や防衛大学校などとの共同研究で、科学的エビデンスの集積に熱心な「三井の温熱療法」を紹介します。

この温熱療法は最初からがんに焦点をあて開発されました。故・三井とめ子氏が「がん難病に克つ」をテーマに、民間療法として温熱療法に指圧を組み合わせた療法です。

三井の温熱療法は、温熱治療器を使って、体を温めたり、熱刺激を用いながら、身体本来が持つ治癒力を高めていく療法です。人にとって不快となる熱い刺激が、「状態の悪いところが熱く感じる」という体からのサインとして、そこを的確に刺激することで体が大きく変化していきます。がん組織は正常な組織に比べると、熱に弱い（42・5℃以上になるとがん細胞は死んでいく*）特性を利用しています。

*日本ハイパーサーミア学会ホームページ

がんや免疫疾患、パーキンソン病の患者など10名を対象にした実験では、20回の施術により、がんやウイルスを攻撃する「キラーT細胞」の増加が、９名の患者に見られたということです。

三井の温熱療法のサロンは全国におよそ１２０か所あり、アメリカ、キューバ、中国、台湾、韓国、マレーシア、シンガポールなど海外にも広がっています。施術を受けた人数は20万人を超えています。最近は、代替医療の普及していない日本よりもアメリカやキューバ、東アジアで人気を博し、海外で施術を受ける患者さんが増えています。２０１９年9月、キューバで開催された第3回日玖統合医療学会でも学術発表が行われ、その様子はキューバのテレビ番組でも報道されました。

入浴も立派な温熱療法

お風呂に入って1日の疲れを癒やし、血行をよくするのも立派な温熱療法です。温熱効果を高めるため、次のような入浴法をおすすめします。

●温熱効果を高める入浴法

①お風呂に入る前に口中体温計（婦人用）で体温を測る

②湯船にゆったりとつかる。湯船の温度は40～41℃が理想的だが、お風呂の温度は個人差があるので、心地よい温度からスタートし、40～41℃に近づける

③蒸しタオルを用意し、湯船の中では首の後ろ側に蒸しタオルを当てる。リラックス効果が高く、副交感神経が優位となり、血流も上がる

④額に汗がにじむようになったら、口中体温計で体温を測る。計測終了までの約5分間は、なるべくその状態を維持する。5分間が長く感じられるときは、片手ずつ手の指を曲げ伸ばす「グー・パー運動」をする。運動してないほうの片手は体温計を支える

なお、入浴前と入浴中の体温を記録にとりましょう。個人差はありますが、入浴後は1℃ほど体温が上がる人もいます。体温が1℃上がれば免疫力は約30％上がるといわれています。**お風呂から出たら、90分以内に布団に入るようにしましょう。**

よく眠ることで免疫力が上がる

日本人の睡眠は世界的に見ても少ないのが実情です。２０１７年に厚生労働省が行った調査によると、40代の男女で睡眠時間が6時間にも満たない人が半数もいたそうです。

睡眠時間とともに大事なのが睡眠の質です。眠る時間帯、睡眠時間、眠る環境によって睡眠の質は大きく変わります。**質の高い睡眠は身体的ストレスから私たちを解放し、自律神経のバランスを整え、免疫力を高めてくれます。**睡眠の質は人生の質を左右するほどの力を持っているのです。

睡眠が免疫力を高めるのはなぜなのでしょうか。

メラトニンは睡眠の質を高めるホルモンとして知られていますが、そのほかにも免疫細胞のひとつ「T細胞」を成熟させるという大切な働きがあります。

このT細胞は、免疫細胞の中でも主力を担うもので、T細胞の量と成熟度がその人の免疫力の高さを決めるといっても過言ではありません。その大切なT細胞の質を左右しているのが睡眠の質なのです。

ぐっすり眠るには、就寝前の過ごし方が重要です。昼間は活動モードの交感神経を優位にしてしっかり活動し、夜になったらリラックスモードの副交感神経優位な状態にスイッチを切り替えると、スムーズに入眠することができます。

このため、夜は交感神経を高ぶらせるテレビやパソコン、スマートフォンなどを遠ざけましょう。夕方以降は強い光を浴びないことも大切です。

質の高い睡眠を得るには、眠りのゴールデンタイムと言われる「最初の90分」をしっかり整えることが重要です。具体的には、次のようなことに注意しましょう。

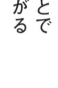

①「就寝時間」「起床時間」「睡眠時間」は極力変えずに固定する
②週末の寝だめはNG。長く寝るとしても、1～2時間程度にとどめる
③布団に入る90分前までに入浴し終える(体の冷える日は、もう少し早く布団に入る)
④部屋は真っ暗にして眠る

眠れないときに使用する「睡眠導入剤」は、体に耐性ができて効きづらくなり、使用量が多くなる傾向があります。薬に頼る前に、先にあげた日常生活の工夫や適度な運動を行ってみてください。サプリメントの活用も有力な手段です。穏やかな作用のものは副作用のリスクも少ないです。

テニスで30歳以降も世界のトップとして活躍中のロジャー・フェデラー選手は12時間の睡眠をとっているそうです。そこまでは無理だとしても、7時間以上は睡眠時間がとれるよう生活のサイクルを工夫しましょう。

がんと闘うには運動、リラックス法、睡眠、食事すべてが重要

運動、リラックス法、睡眠、食事について述べてきましたが、これらはすべて「がんと闘う免疫力を高める」という点で密接に関連しています。

たとえば、質の高い睡眠によって体内でメラトニンが十分につくられ、成熟したT細胞が胸腺でつくられたとしても、冷たいものの飲みすぎで体が冷えていたり、運動不足で血流が悪いと、T細胞をはじめとする免疫細胞を全身にくまなく行き渡らせることはできません。

適度な運動、正しいリラックス法、質の高い睡眠、バランスのとれた食事によって臓器やホルモン、神経などがすべて協調すると、私たちの体を守る免疫力は何倍にも高まるのです。

コラム

脚は「第2の心臓」

最近、ロコモティブシンドローム（通称ロコモ）という言葉がよく使われるようになりました。ロコモとは筋肉や骨、特に脚の筋肉の衰えにより、要介護または要介護のリスクが高い状態をいい、50歳以上の人に運動器の障害が多発している実態が明らかになったことがきっかけで提唱されました。

たしかに、腰椎の骨折などで長期入院すると脚の筋肉が衰え、そのまま寝たきりになるといった話はよく聞かれます。

脚は、体の健康に大きく関わる存在で、「第2の心臓」とも呼ばれます。心臓から遠いところにありますが、歩行することで、心臓から送られてくる血液を更に全身のすみずみまで送り届け、さらに血液を心臓に押し戻す役割もあるのです。

脚の筋力を鍛えると心臓への血流が促されて心臓が活発に働き、全身の健康につながります。逆に、脚は使わないと少しずつ衰えていきます。衰えていくとますます歩かなくなり、悪循環に陥ります。

脚の衰えを防ぐには、筋肉の材料となる良質なたんぱく質（鶏胸肉、鶏卵、ナッツ、大豆、日光を浴びたキノコなど）を摂取し、日常積極的に歩くこと。無理せず少しずつ鍛えましょう。鍛えれば鍛えるほど丈夫になります。

ところで、「心臓」と第2の心臓である「脚」には大きな違いがあります。心臓は意識してコントロールすることはできませんが、脚は意識的に動かすことができるということです。つまり、意識して脚を動かし続けていれば、心臓を鍛えることができるのです。

運動すると脳の血行もよくなります。すると、記憶をつかさどる海馬という部位の神経細胞が増加し、脳の機能が高まることもわかっています。また、個人差はありますが、速歩など中程度の運動は、心拍数や血圧を上昇させる必要がないため、長く続けることで血圧が正常値に近づく傾向があるそうです。

このように、脚を鍛える運動は、心臓や脳をはじめ全身にとてもよい影響を与えます。筋肉の衰えを感じたら運動で鍛え、はつらつ元気な毎日を送りましょう。

ただし、ウオーミングアップと冬の防寒対策を怠ると、血圧を急激に上げてしまうこともあります。特に中高年のみなさんは気をつけてください。

第5章

サプリメントや健康食品の力を借りよう

代替医療や東洋医学を取り入れ生存率を高めよう

2019年、国立がん研究センターは「がん診療連携拠点病院」の大半が参加した調査結果から、生存率のデータを発表しました（表5-1、図5-1）。

生存率とは、がんと診断された人が一定期間経過後に生きている割合で、100％に近いほど治療で命を救えることを示します。この調査の中で、2009〜2010年にがんと診断された患者の5年後の生存率は66・1％であり、2008〜2009年より0・3ポイント向上したということです。また、2012年にがんと診断された患者の3年後の生存率は72・1％で、2011年にくらべ0・8ポイント改善しました。

生存率が上がっているのは評価すべきことですが、全体の3年生存率と5年生存率を単純に比較すると、6ポイントも下がっています。これはとても気になります。しかも、この5年生存率の数値の中には、調査

●表5-1　主ながんの３年と５年生存率

	３年	５年
全体	72.1	66.1
前立腺がん	99.2	98.6
乳がん	95.2	92.5
子宮体がん	85.9	82.1
子宮頸がん	79.6	75.3
大腸がん	78.7	72.9
胃がん	75.6	71.6
ぼうこうがん	73.4	69.5
食道がん	53.6	44.4
肺がん	50.8	40.6
肝臓がん	54.6	40.0
膵臓がん	16.9	9.6

※3年生存率は2012年に診断された患者、5年生存率は2009、10年に診断された患者のデータを基に算出

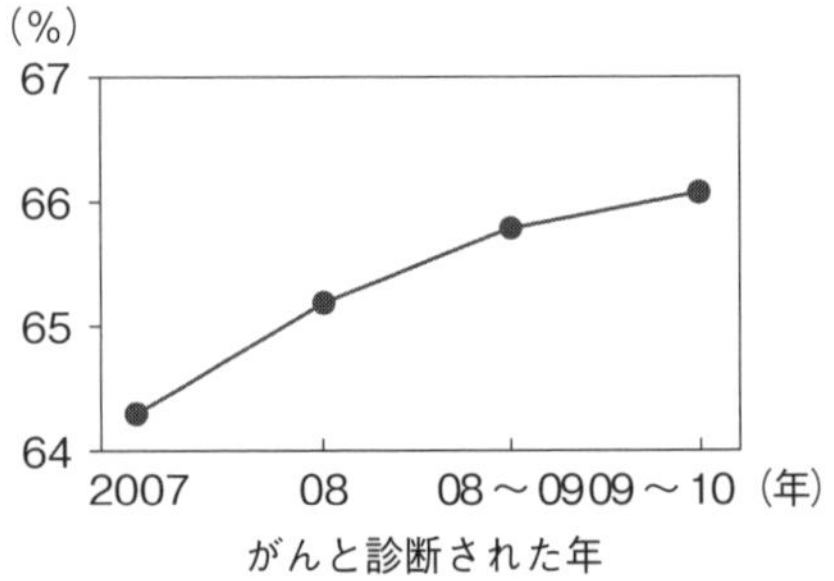

●図5-1　がん全体の５年生存率の推移
（図5-1、表5-1とも、国立がん研究センター調べ）

の時点で、がんの再発や転移で治療中の人も含まれているのです。

また、がんの種類によっては、生存率が非常に低いものもあり、そのようながんで闘病している患者さんは、いつも大きな不安を抱えていることでしょう。

再発を予防するため、一部の病院では「がんを治す食事」をテーマに食事療法を導入して大きな成果を上げ、がんの治癒率を高めています。

それに加えて、各種の代替医療や東洋医学も導入することで、生存率はさらに高くなるはずです。

具体的には、先に紹介した「劇的寛解」を果たした人たちのように、「抜本的に食事を変える」「ハーブ・サプリメントの力を借りる」「抑圧された感情を解き放つ」「より前向きに生きる」「どうしても生きたい理由を持つ」といった行動や考え方を、代替医療を応用しサポートすれば、生存率はもっと改善されると考えます。

エビデンス至上主義が見落としていること

代替医療や東洋医学でよく指摘されることは、「科学的裏付け（エビデンス）はあるのか？」ということです。

たしかに西洋医学と比較すると、伝統的医療にはエビデンスが乏しいのが現状です。きっちりとしたエビデンスをとるには、それぞれのがん種で長期にわたる観察を行い、データを取る必要があります。がんに苦しむ患者さんからデータをとることは倫理上の問題も発生しますし、莫大なコストもかかります。

これらの理由で、サプリメントや健康食品などの代替医療で、エビデンスを取得している企業は少ないのが実情です。

しかし、多くの患者さんたちから長年支持され、評価されているのも事実です。

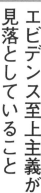

「エビデンスが無いから使えない」と切り捨てるのは簡単ですが、エビデンスよりもがんから生還したいという、がん患者さんの気持ちに寄り添ってあげることが大切なのではないでしょうか。

サプリメント・健康食品は玉石混交

世界中でさまざまなサプリメントや健康食品が販売されています。なかには多額の経費を使って派手に宣伝を行う企業もありますし、いかにも効きそうな宣伝文句で誘導しようとする企業も見受けられます。

ここで、医薬品とサプリメント・健康食品の製造に関する規制についてご説明しましょう。

医薬品は、製造する品目ごとに厚生労働省からの承認・許可が必要です。そして、GMP（Good Manufacturing Practice…医薬品などの製造管理・品質管理に関する基準）に合致した設備で、薬剤師などの有資格者が責任者となり、製造を行います。

一方、サプリメント・健康食品は製造しようとする品目の許可、製造設備の規定、薬剤師などの責任者も必要ありません。どのような製品をどこで製造しようと法的規制はないのです（図5-2）。相変わら

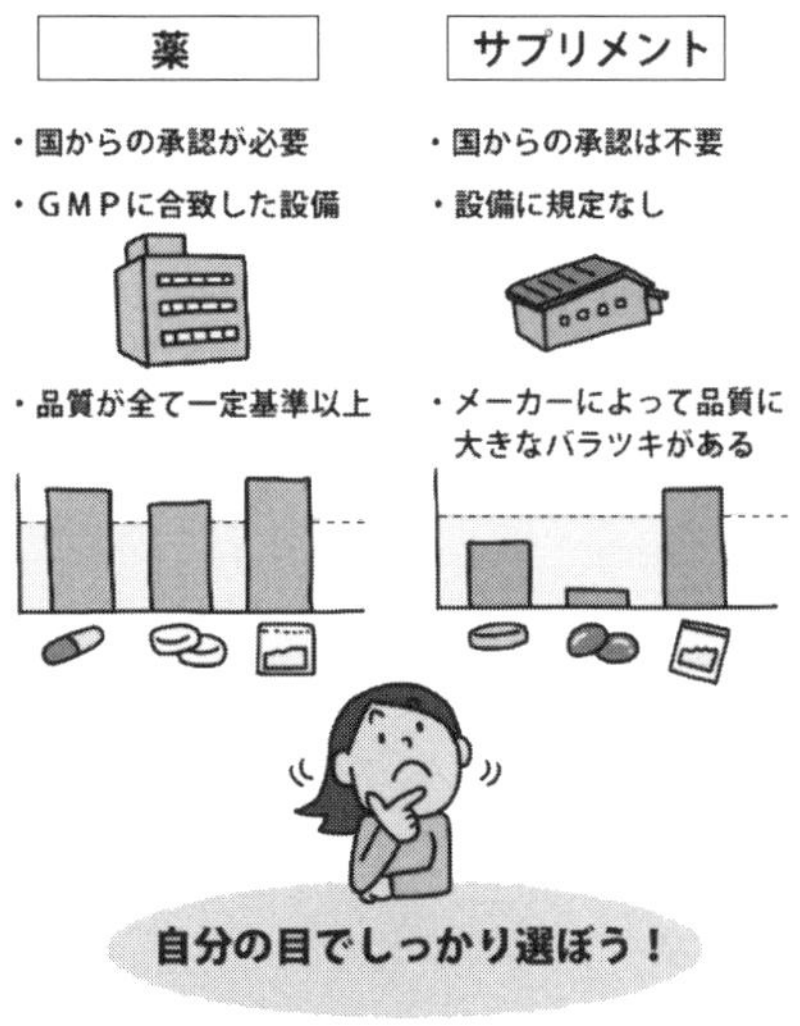
薬
・国からの承認が必要
・GMPに合致した設備
・品質が全て一定基準以上
サプリメント
・国からの承認は不要
・設備に規定なし
・メーカーによって品質に
大きなバラツキがある
自分の目でしっかり選ぼう！

●図 5-2　医薬品とサプリメントの製造に関する規制の違い

ず、昔ながらの製法で製造しているメーカーがたくさんある一方で、ここ数年、GMPを導入するサプリメント・健康食品のメーカーが増えています。消費者庁は機能性表示食品制度をつくり、良質な健康食品をサポートしていますが、そのメーカー間の品質には大きな差が発生しています。

　また、GMPを導入しているのは大企業とは限りません。大企業なのに導入していないところもありますし、逆に中小企業でも購入者の「安全・安心・満足」のためにGMPを導入しているところもあります。

「こんなに多くの成分が入っている！」と宣伝している商品もありますが、それが必ずしもよいとは限りません。

　たとえば、すべてのビタミン、ミネラルを処方している商品もありますが、日本人であれば、ビタミンAやヨウ素が摂取不足になることは少ないといえましょう。逆に、ビタミンAやヨウ素は過剰摂取の弊害のほうが心配です。

　他にも「わが社の商品は成分含有量が2倍！」などとPRするような例があります。メーカーに、薬学や栄養学に精通している薬剤師や管理栄養士などがいないと、過剰摂取のリスク管理が抜け落ちるのです。

　残念な例ばかりを挙げましたが、もちろんきちんと研究を行い、処方のしっかりした商品もあります。サプリメント・健康食品の市場はまさに玉石混交だといえます。

日本の医療ではサプリメントや健康食品が置き去りにされている

1章でもご紹介したように、アメリカでは国家レベルで代替医療及び統合医療に多額の研究予算を付けて取り組んでおり、多くの人がサプリメントを含めた代替医療を受けています。

そして、がんから生還したサバイバーのほとんどが、ハーブやサプリメントを使用したと証言しているのです。

アメリカと比較すると、日本の代替医療は遅れています。それは、次の3つの問題点があるからだと思います。

❶ ヒトでの臨床試験が行われている健康食品・サプリメントはごくわずか

臨床試験を行うには多額の資金が必要となります。ましてて保険適用を目指すとなると、一般的に億単位の費用がかかるとされます。

米国では、国家予算を投じて健康食品のヒトでの臨床試験が行われていますが、日本ではそうした動きには至っていません。

❷ 役に立つ情報の選び方がわからない

健康食品をはじめとするほとんどの代替医療に関する情報は、それらを製造、販売する会社が発信するものです。このため、メリットはたくさん語られても、デメリットは巧妙に隠されてしまうケースもあります。

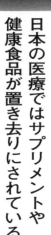

また、その情報のエビデンス（科学的裏付け）の質が低いにもかかわらず、信頼性の低い情報を高いように見せかけている企業もあります。

一方、情報を受け取る側にとって、情報が正しいのか間違っているのか、信頼に値するのか、判断するのは難しいことです。「がんになって多くの代替医療のインターネットのサイトを見て回ったが、結局どれを信じていいのかわからない」といった声をよく耳にします。

❸ 医師と患者が代替医療について話し合う機会がない

日本では代替医療は標準治療外であるため、否定的な医師が多いのが現状です。

その背景には、医学部の教育カリキュラムに代替医療の項目がなく、そうした考え方に触れる機会すらないということや、現代の日本の医療はガイドラインやマニュアルが絶対的であり、そこから外れた治療を試みると学会などからの批判の対象になりやすい、ということが考えられます。

このような事情で、患者さんも相談をためらってしまい、こっそり利用しているケースが多いようです。日本ではまだ医師と患者さんとのコミュニケーションが不足しがちで、代替医療に関する適切なアドバイスまでは、なかなか受けられないという状況もあるでしょう。

以上のような理由で、日本のがん治療においてはサプリメントや健康食品が置き去りにされています。

しかし、アメリカの代替医療の実績を見るにつれ、日本でもそろそろ、がん治療にサプリメントや健康食品を取り入れることも必要だと思います。

世界から注目される免疫素材「キノコ」

前項で、ヒトでの臨床試験が行われている健康食品・サプリメントはごくわずかだと述べましたが、エビデンスのしっかりした素材もあります。その一つが「キノコ」です。

２０１９年９月に「第10回国際薬用キノコ学会」が、中国の上海に程近い南通という都市で4日間にわたり開催されました。アジア諸国、北米・南米諸国、ヨーロッパ諸国合わせて43カ国、１０００人以上が集まり活発な情報交換が行われたのですが、日本から参加したのは九州大学、東京薬科大学、私たちの研究チームのみでした。

実は**14~15年前までは、日本の薬用キノコ研究は、世界のトップを走っていました**。というのも、世界**で初めてキノコから医薬品を開発したのが日本**であり、カワラタケからクレスチン、シイタケからレンチナン、スエヒロタケからソニフィランというように、次々に免疫賦活作用のある医薬品を生み出してきたのです。ところが、２００６年にアガリクス事件が発生。大きな風評被害が何年間も続き、アガリクスだけでなくキノコ業界は多大なダメージを受けました。そして、多くの研究者まで研究現場から去っていったのです。

そして現在では、中国が、それまでの日本の研究などをベースに、「国を挙げて薬用キノコの免疫力に注目して、２０３０年までに『健康大国中国』をつくろう」とスローガンを掲げ、研究にまい進しています。

その熱意を表すかのように、２０１９年の国際薬用キノコ学会における中国からの口頭発表は霊芝、冬虫夏草などを中心に99件もあり、中国以外の諸外国からも数多くの発表がありました。

このように、キノコは世界中の研究者から注目されている健康食品ですが、日本の研究は足踏み状態となっています。

コラム

アガリクス事件

アガリクス事件の背景には、健康食品に関する「バイブル本」の存在や健康食品で多くの薬事法違反があったものと思われます。

２００６年２月、厚生労働省は市販されている３社のアガリクス製品のうち、大手企業の子会社の１製品について、ラットにおいて発がん促進作用が認められたとの試験結果を発表。これが連日センセーショナルに報道されました。その結果、アガリクスを販売する全製品に発がん促進作用があるとの事実誤認の風評被害が広がりました。

そのわずか１か月後、厚生労働省が残る２社の製品には発がん促進作用は認められなかったことを発表したものの、こちらはほとんど報道されることがなく、市場にはネガティブなイメージが残りました。

さらに、その事故を起こした大手企業の子会社は解体されたため、厚生労働省の原因究明はなかなか進みませんでした。

最終的にアガリクスの安全宣言が厚生労働省から出されたのは、２００９年７月。センセーショナルな報道から３年５か月後のことでした。しかし、こちらのニュースもほとんど報道されることはなく、現在も初回のセンセーショナルな報道を信じている人が多くいます。

そして、その間、風評被害は続き、アガリクスだけでなく他のキノコの研究者まで研究現場から去っていくことになったのです。

世界ではキノコ研究はより一層盛んに行われるのに対し、日本の研究は、たった１社が起こした問題でキノコ業界は多大なダメージを受け、研究は止まったままになり、世界に大きな後れをとっているのです。

菌類は古代から治療に用いられてきた

キノコは野菜売り場で売られているので、野菜の一種と認識している人は少なくないと思いますが、キノコは野菜ではなく「菌類」です。生物学的には、キノコは植物ではなく菌類なのです。

キノコの形をした部分を「子実体」、地中や木などの見えない部分を「菌糸体」と呼びます（図５－３）。

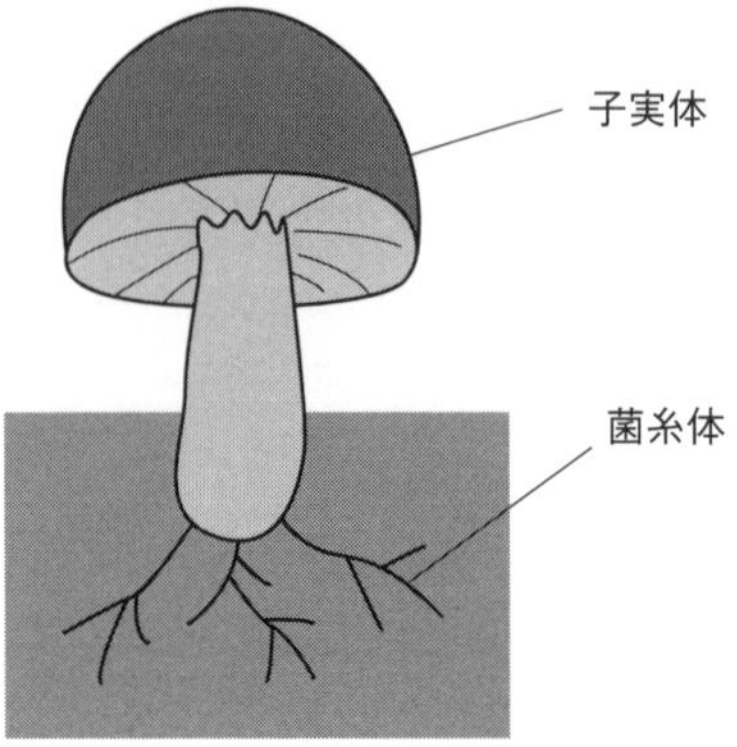

●図 5-3　キノコの構造

菌糸体はいわゆるカビです。

お味噌やお酒を作る時に使用される麹菌もカビの一種で、発酵産業には欠かせない存在です。

中国ではおよそ２３００年前から霊芝や冬虫夏草などのキノコを、積極的に治療に用いており、その知識が日本にも多数伝えられました。その後、漢方として発展、定着し現在に至ります。

ヨーロッパでも古代ローマ時代に、医師で植物学者のディオスコリデスがキノコの薬用効果を説くなど、古くから関心が寄せられていました。現在では科学的にその効果を解明するべく、世界の多くの研究機関で抗がん作用、免疫増強作用、抗炎症作用、血糖降下作用などの研究が進められています。

日本では、世界に先駆け、キノコのカワラタケからクレスチン、シイタケからレンチナン、スエヒロタケからソニフィランという抗がん作用の医薬品が開発された歴史があります。

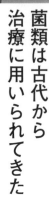

地球上には、１５０万種の菌類がいると考えられています。けれども現在までに、その存在が確かめられたのは約10万種だけ。１００万種類以上の菌類については、まだ何もわかっていません。

アメリカの世界的菌学者ポール・スタメッツ博士は、「キノコやカビなどの菌類が持つ知られざる力が人類を救う」といっています。

菌類は、汚染された土壌をきれいにしたり、インフルエンザなどの治療薬を開発するうえで欠かせないものだからです。

今後、菌類の研究が進むことで、人類に大きな恩恵をもたらすことは間違いありません。

ブラジルで重用される薬用キノコ

ブラジル露地栽培のアガリクスは、現地では「神のキノコ（ポルトガル語でCogmelo de Deus)」と呼ばれ、アメリカの世界的菌学者ポール・スタメッツ博士の著書『Growing Gourmet and Medicinal Mushrooms』でCommon Names（通称名）として紹介され、認知されています。

アガリクスは、日本、中国、アメリカなどで栽培されていますが、太陽光を浴びて育つ露地栽培を行っているのはブラジルだけです。それ以外はほとんどが光の入らない真っ暗な環境下でハウス栽培されています。

ちなみに、日本ではタンクで菌糸体を培養するタンク培養も行われています。

ハウス栽培のアガリクスとくらべると、写真のように大きさも全く異なります。

このキノコと著者が出会ったのは1995年のこと。妻が胃がんの宣告を受け、たまたまその直前に仕入れた、ブラジルで「神のキノコ」と呼ばれる薬用キノコを妻にすすめたのです。2週間後、妻のがんは消えていました。

著者はこのキノコに、強烈な衝撃を受け、翌1996年、ブラジルの農場を訪れました。農場以外に菌株工場、堆肥工場も見て回りました。このとき、私の疑問に答えてくれたのが菌株工場の責任者ジルベルトでした。そのときのやり取りをご紹介しましょう。

Q　なぜ「神のキノコ」と呼ばれるのか?

A　この農場では、キノコの裏側が黒くなり、売り物にならないものをHIV感染者やがん患者に無料で提供し、喜ばれていた。

しかし、そのキノコによって多くの方が健康を回復し始めたことが認知されたため、自然に「神のキノコ」と呼ばれるようになった。

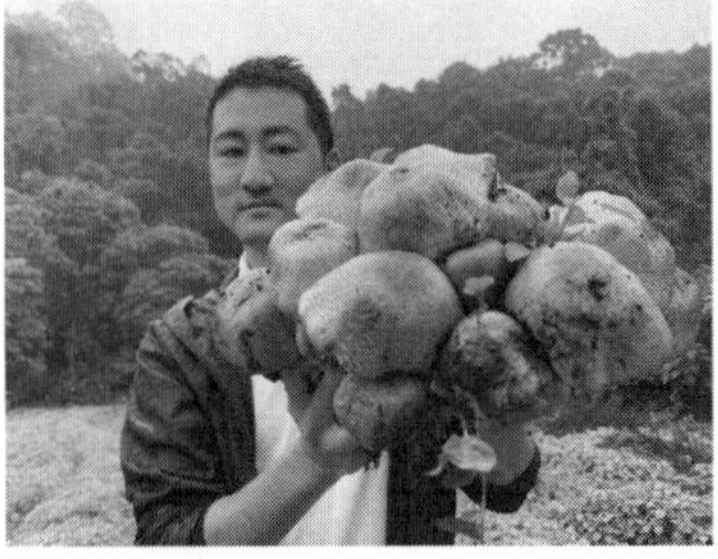

● 過酷な条件下でつくられたブラジル露地栽培

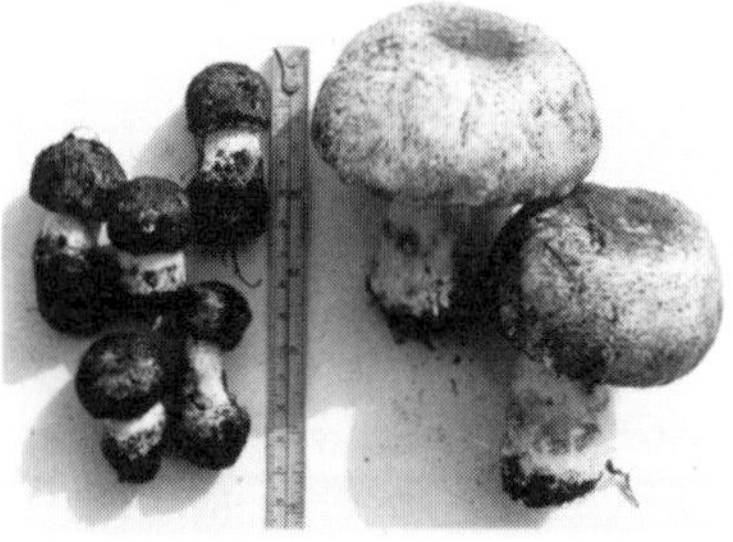

● 大きさの違い
(左：日本産ハウス栽培／右：ブラジル露地栽培)

Q　標高1000mほどの高地で、しかも強烈な太陽光という過酷な条件下で、なぜ露地栽培が可能になったのか？

A　成功の秘訣は菌株にある。長い年月をかけて品種改良をくり返し、過酷な条件に耐える菌株を得ることができた。

ここまで強い菌株は世界のどこにもないし、ノウハウが詰まっている。もし、この菌株が他に渡れば、そこでも露地栽培が可能となるだろう。だから、菌株の管理は厳重に行っている。同類のキノコと学名（*Agaricus blazei*）は同じだが、見た目の大きさもまったく違うし、含有成分も薬理作用も大きく違うはずだ。

栽培条件、産地によってまったく異なる成分

前述のように、キノコは、栽培条件によって、その成分は大きく異なります。

同じ菌株を使って、ブラジルで露地栽培とハウス栽培を行い、主な内容成分を比較してみました。すると、露地栽培のβ－グルカン含量はハウス栽培の1・5倍、ビタミンDは約24倍含まれていました（図5－4）。

このように、アガリクスの含有成分は、光が当たるか、当たらないかなどの栽培条件によって大きく異なることがわかりました。

新型コロナウイルスの感染拡大が大きな問題となっていますが、それにともなって、ビタミンDが世界中で注目を集めています。というのも、感染症の予防にビタミンDが有効だとする研究報告が、世界中で相次いでいるからです（第6章で詳述。）。

さらに、菌株と産地、どちらも違うと栄養成分はど

れくらい異なるのかを確認するため、ブラジル露地栽培と、日本産ハウス栽培の栄養成分を比較しました。

分析データから、ブラジル露地栽培に含まれるカルシウムは、日本産ハウス栽培の約26倍、銅は約10倍、セレンは2倍含まれていることがわかります（図5-5）。菌株と産地が違えばこのように含有成分も異なるのです。

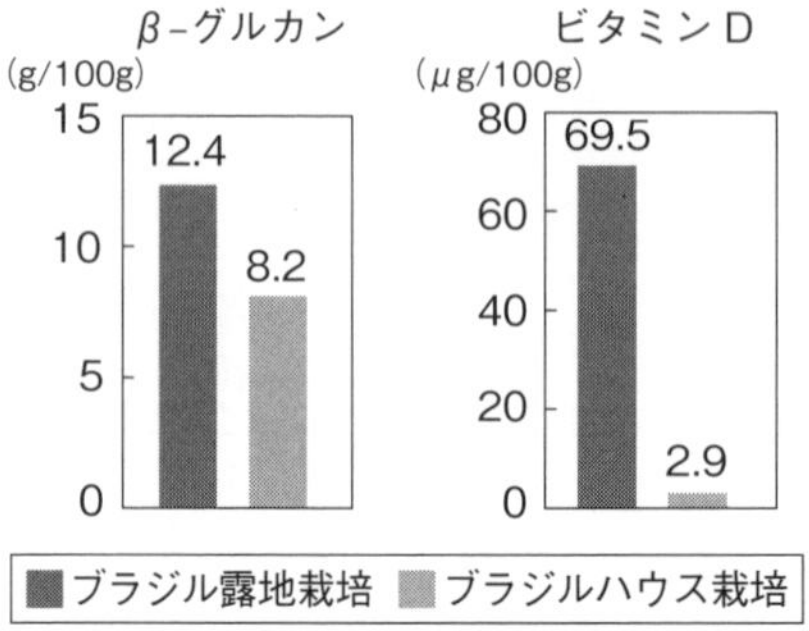

●図5-4　ブラジル露地栽培とハウス栽培のβ-グルカンとビタミンD

（日本食品分析センター調べ）

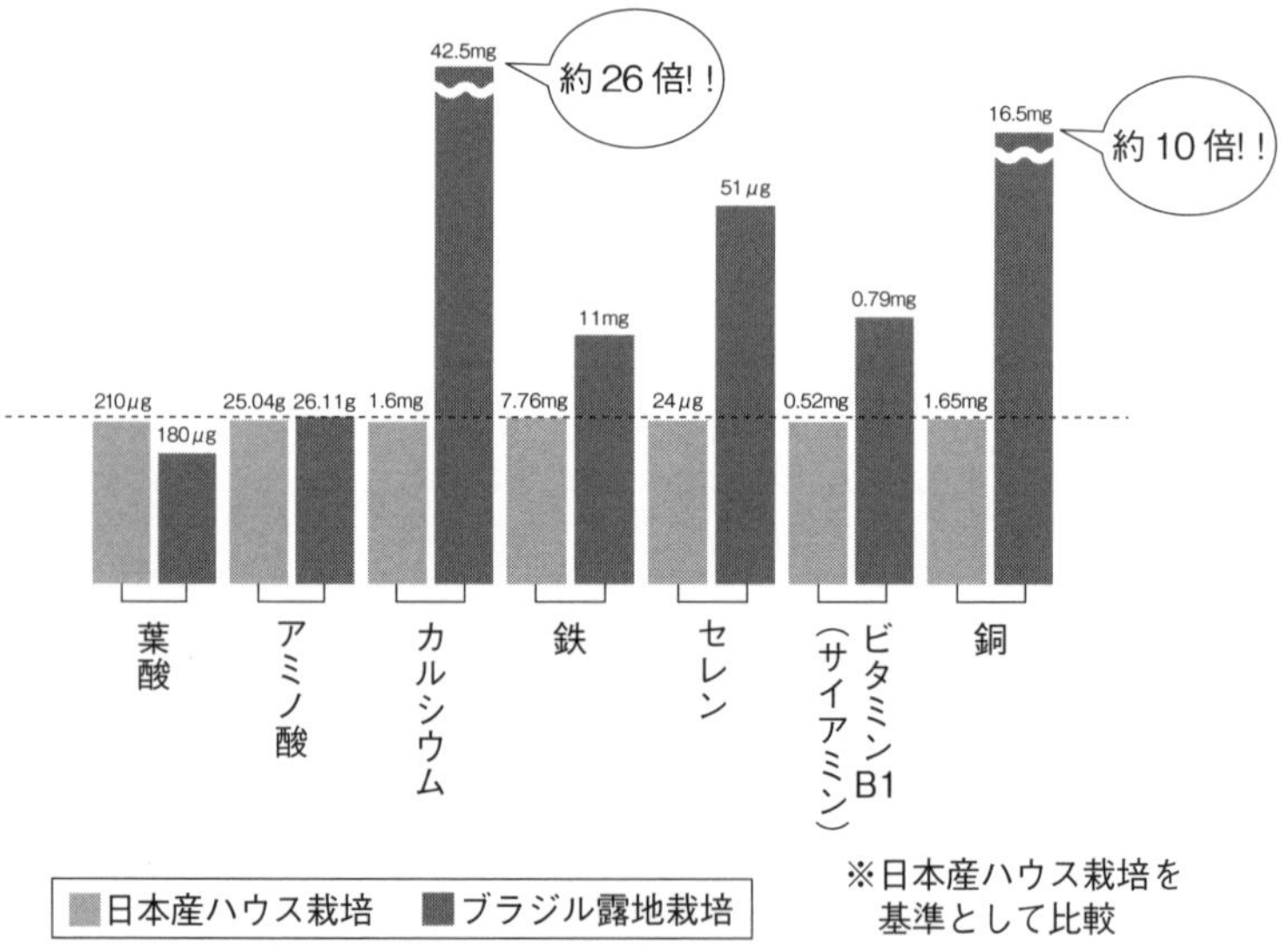

※日本産ハウス栽培を基準として比較

●図5-5　日本産ハウス栽培とブラジル露地栽培の主なビタミン・ミネラル

（日本食品分析センター調べ）

リラックス成分GABAを多く含む

ブラジル露地栽培のアガリクスには乾燥１００g中38・１gと、実に大量のたんぱく質が含まれています。

しかも、そのたんぱく質中には、９種類の必須アミノ酸（体内でつくり出すことのできないアミノ酸）を含むすべてのアミノ酸が含まれています。

さらに、**ストレスを軽減しリラックス効果があるとされるGABA**（γ-アミノ酪酸）**を含むこと**が知られています。

他の食材と比較すると多く含まれていることが図５-６の分析データからわかります。ブラジル露地栽培ものを摂取した方の多くが、「気持ちが落ち着く」と言う原因には、GABAの関与が考えられます。

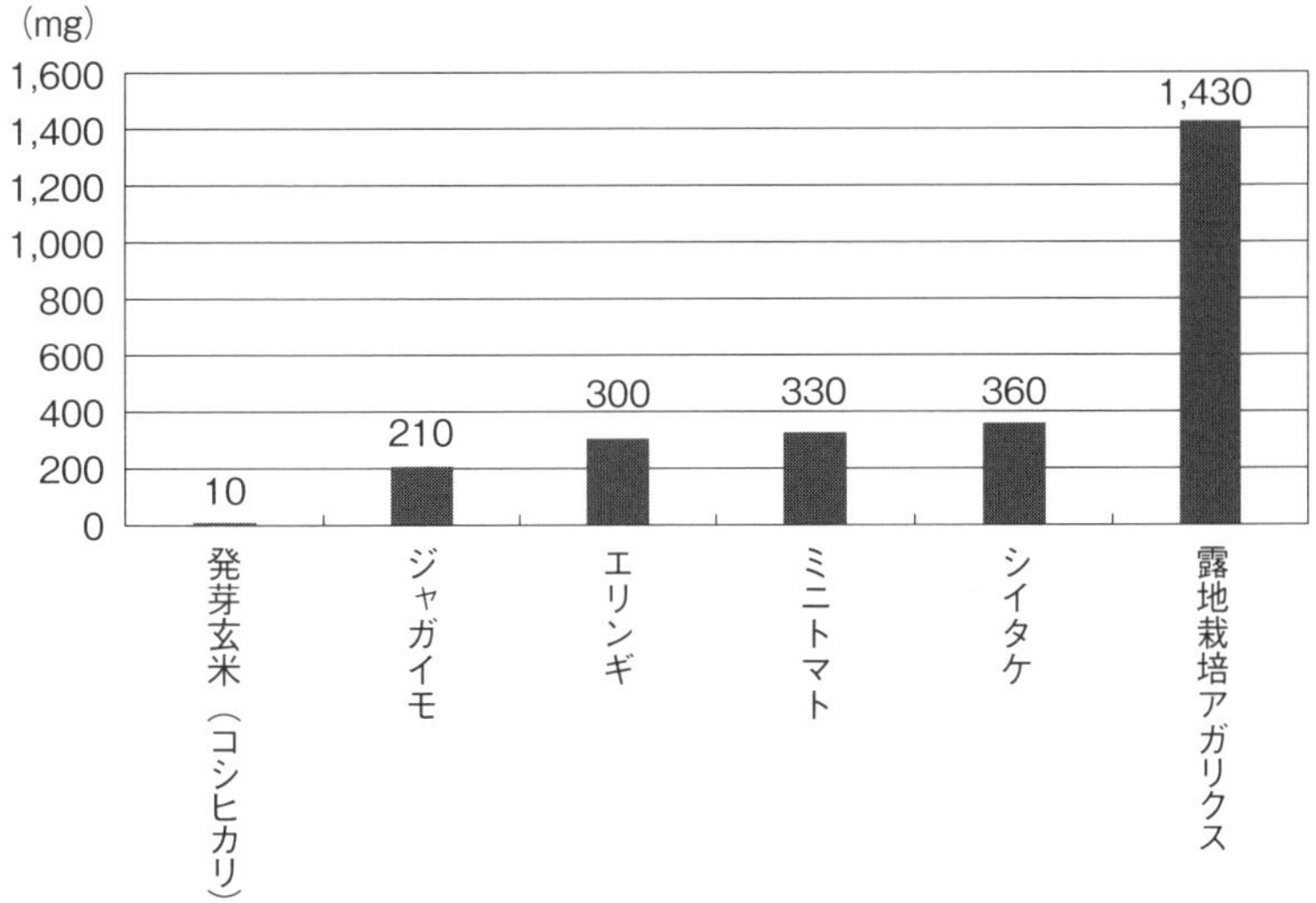

●図 5-6　100g 当りの GABA（γ-アミノ酪酸）量の比較
（露地栽培アガリクスは日本食品分析センター、野菜・エリンギ・シイタケは近畿大学、発芽玄米は中央農研・北陸地域基盤研究部・稲育種研究室調べ）

ブラジル露地栽培では強力な抗酸化活性データを示す

がんの要因の一つに、過剰な活性酸素の発生があります。

ストレス、紫外線、喫煙、古い油など酸化した食品、過度の飲酒などが活性酸素を過剰に発生させる原因になるといわれ、過剰な活性酸素は、脂質を酸化して過酸化脂質を生じさせたり、遺伝子の損傷を引き起こしたりして、がん、動脈硬化、老化、生活習慣病などの原因となると考えられています。

このため、がんを予防するには、活性酸素を撃退する力の強い抗酸化食品を積極的にとる必要があるのです。

抗酸化活性の強さの指標に、トロロックス（Trolox, 6-hydroxy-2, 5, 7, 8-tetramethylchroman-2-carboxylic acid）値があります。

ブラジル露地栽培に対し、同じ菌株を使ったハウス栽培と日本産ハウス栽培のトロロックス値を比較したところ、ブラジル露地栽培アガリクスの値が、ブラジル及び日本産のハウス栽培の値に比べ高い数値を示しました（図5－7）。

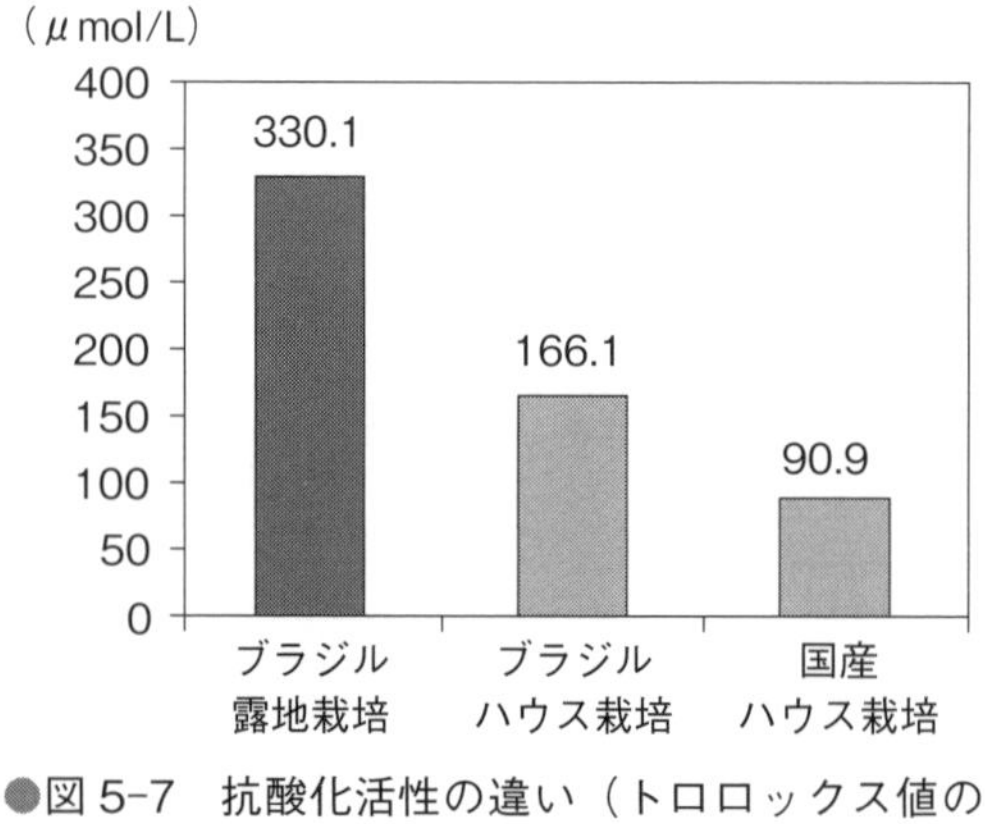

●図 5-7　抗酸化活性の違い（トロロックス値の比較）

（東京薬科大学調べ）

トロロックス値を基準にした抗酸化力の強さの指標に「ＴＥＡＣ値」があります。

市販されているエリンギ、霊芝、シイタケなどのＴＥＡＣ値を調べたところ、他のキノコに比べ、ブラジル露地栽培アガリクスが非常に高い数値を示しました（図５－８）。

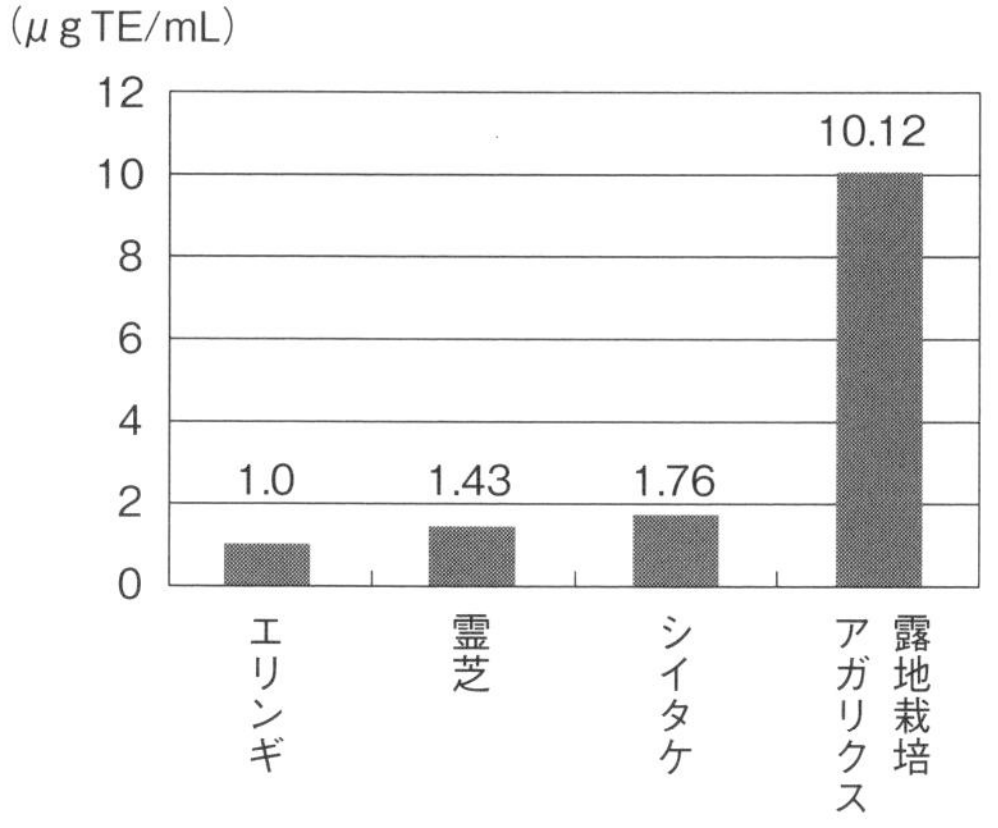

●図 5-8　各キノコの TEAC 値
（東京薬科大学調べ）

キノコの薬効成分「β－グルカン」

ここで、キノコの薬効成分について触れましょう。

霊芝やアガリクスなどに多く含まれる薬効成分として、多糖類の一つ「β－グルカン（ベータグルカン）」があります。

グルカンとは、ブドウ糖がたくさんつながってできた多糖体の一種です。糖が結合する際にとる構造は、大きく分けてα型、β型の２通りがあります（図５－９）。このうち、α型の構造で結合した多糖体をα－グルカンと呼び、β型で結合した多糖体をβ－グルカンといいます。

β－グルカンは、さらにそのブドウ糖の結合位置により分類されます。たとえば、①番と③番の結合位置にブドウ糖がたくさんつながっていったものをβ－1,3－グルカン、①番と④番の位置につながっていったものをβ－1,4－グルカンと呼びます。そして、その結合する位置と構造によって、グルカンの性質、特徴は大きく変わります。

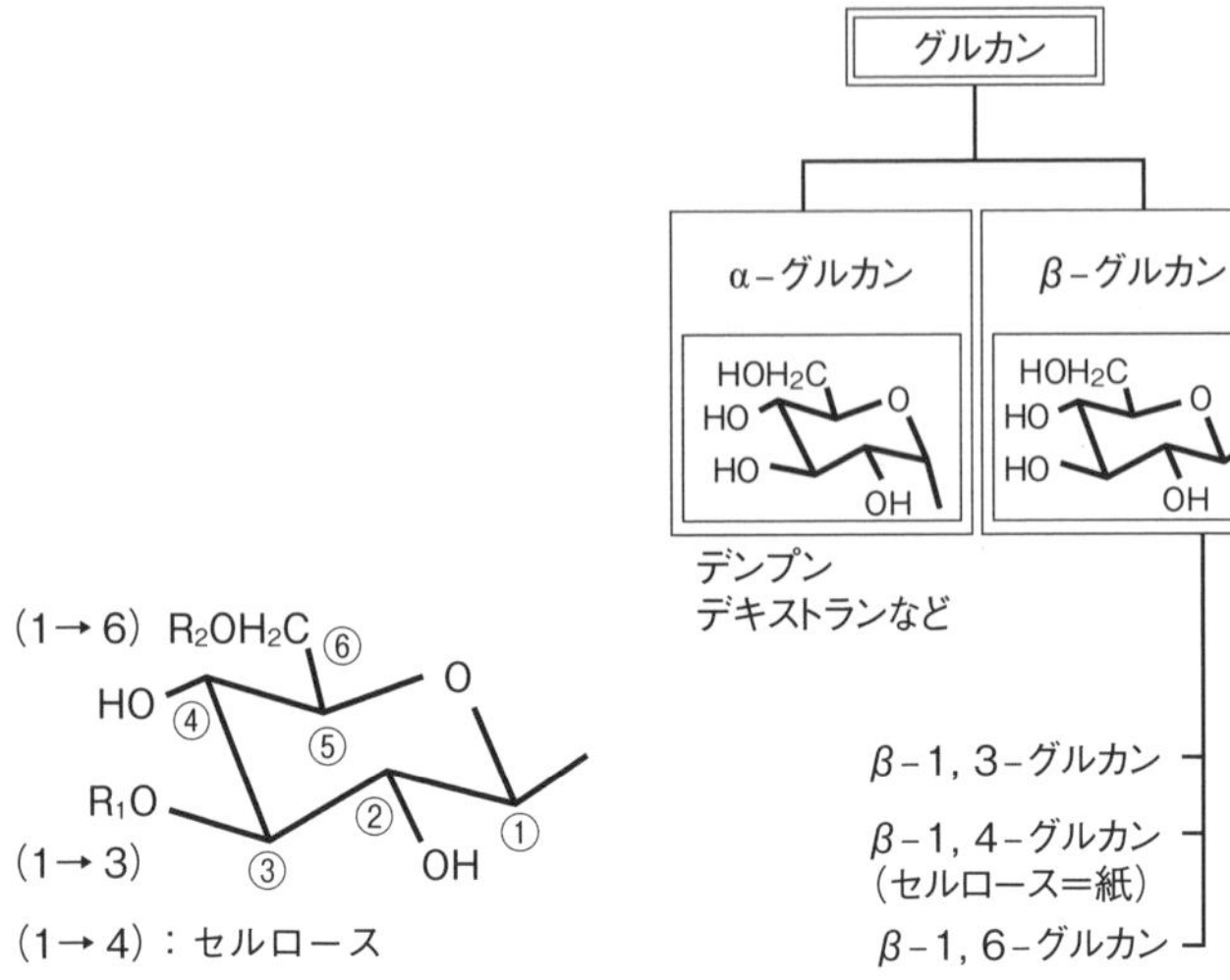

●図 5-9　グルカンの種類

免疫を上げる効果が高いのは分子構造の大きいβ-グルカン

書籍やインターネットなどでは、キノコに関する情報で、誤った記述を見かけることがあります。

たとえば、「キノコのβ-グルカンが免疫力を上げるので、キノコを食べるとよい」という画一的な情報です。

しかし、β-グルカンの構造はキノコによって違います。よって、単純にどのキノコを食べても免疫力が上がることにはならないのです。

また、「免疫力を上げるのは、β-1, 3-グルカンとβ-1, 6グルカン」という記述もよく見られますが、βグルカンはその構造によって免疫力への影響に大きな違いがあります。

1, 3-グルカン、1, 6-グルカンのみの単純な構造のものには免疫賦活作用はありません。ちなみにβグルカンで一番多いのは、1, 4-グルカンでセルロース

（紙）です。もちろん、免疫賦活作用はありません。

このように正確ではない情報が氾濫しています。

免疫賦活作用が大きいのは、以下の条件を満たしたβ－グルカンなのです。

●「β-1, 3-グルカン」と「β-1, 6-グルカン」が連結していること
●なおかつ分子構造が大きいこと

分子量が小さいほうが効果的だとして、酵素処理やナノテクノロジーでβ－グルカンの分子量を小さくして販売している企業があります。β－グルカンの分子量は小さいほど腸壁から吸収されるからだというのが根拠のようですが、これは正しいとは言えません。


次のような実験があります。

β－グルカンに放射性元素を結合させてマウスに飲ませると、ほとんどが排泄されます。

これは、マウスの体内（腸壁）からはβ－グルカンが吸収されないことを示しています。


ところが、抗腫瘍効果を調べた実験では、β－グルカンの分子量が大きいほど抗腫瘍効果が高く、分子量が小さくなると著しく抗腫瘍効果が低下することがわかっています。

これは、β－グルカンは腸壁から吸収されて働くのではなく、「腸壁を刺激することによって効果を発揮する」ことを示しているからです。

β-グルカンの構造の違い

ブラジル露地栽培アガリクスに含まれるβ-グルカンを、他のキノコと比較してみましょう。

ハナビラタケとブラジル露地栽培のアガリクスの成分を比較したのが図5-10です。ハナビラタケは糖質の占める割合が高く、β-グルカン量は多いのですが、たんぱく質や食物繊維はアガリクスのほうが多いことがわかります。

β-グルカンの構造もアガリクスとは大きく異なり、図5-11のように、多数のβ-1,3-グルカンに少数のβ-1,6-グルカンが連結した構造をしています。

一方、アガリクスのβ-グルカンは、β-1,6-グルカンと少数のβ-1,3-グルカンが連結した構造をしているのが特徴です。

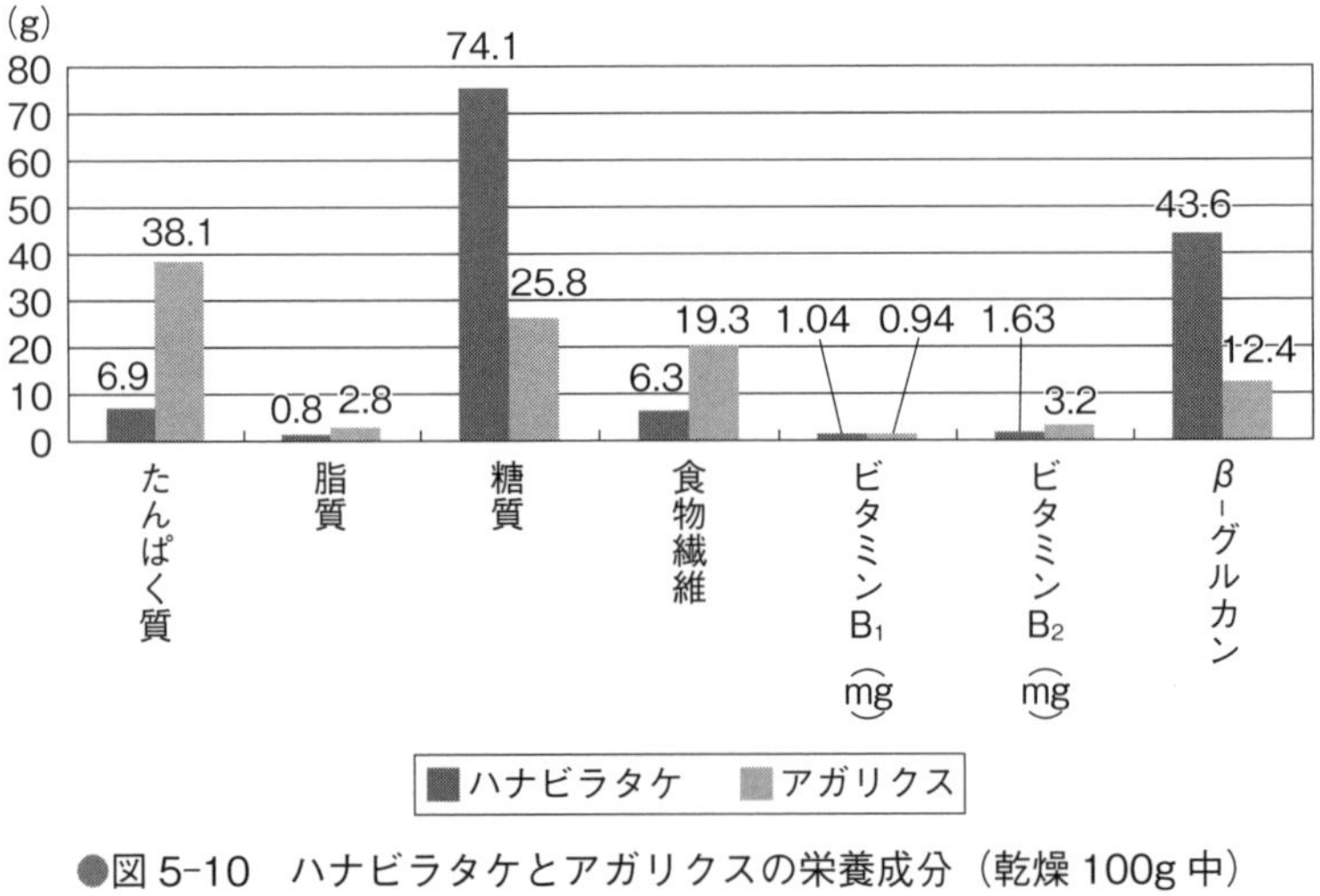

●図5-10　ハナビラタケとアガリクスの栄養成分（乾燥100g中）
（日本食品分析センター調べ）

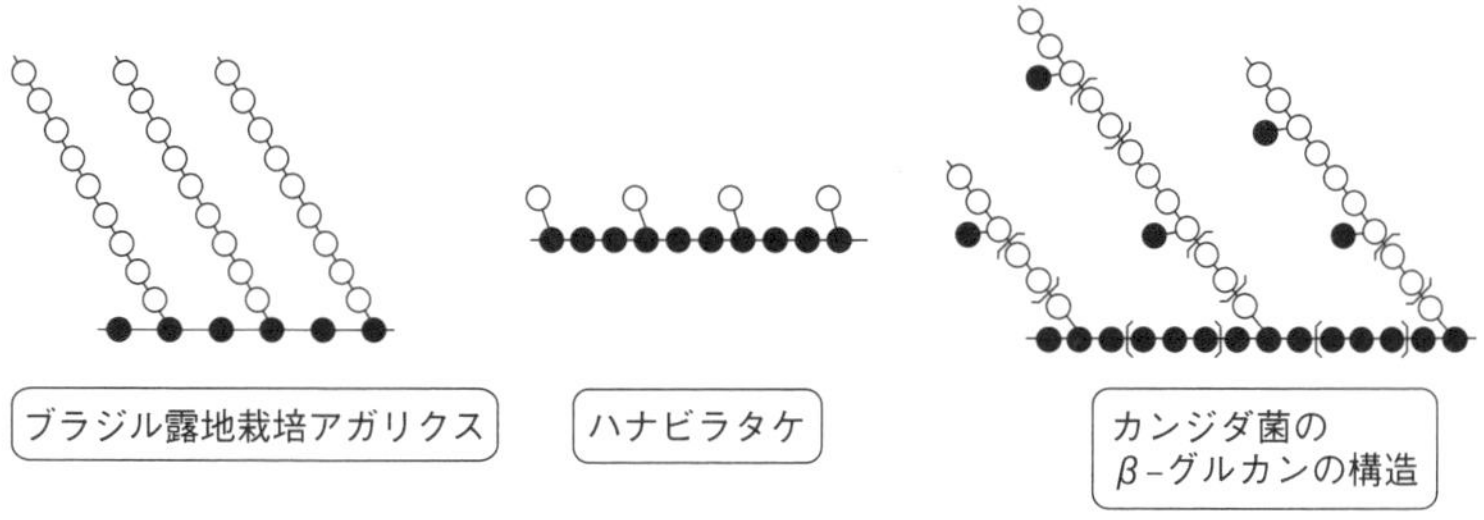

●図 5-11　β-グルカン構造の違い

先ほど、免疫賦活作用が大きいβグルカンは、「β-1, 3-グルカン」と「β-1, 6-グルカン」が連結し、なおかつ分子構造が大きいことをご説明しました。

アガリクスのβグルカンは、この条件を満たしているのです。

また、アガリクスの構造が病原菌のカンジダ菌に類似しているのも特徴で、その類似性から大きな効果を発揮します（図５-11）。

実証された高い抗腫瘍効果

ここでは、東京薬科大学薬学部免疫学教室との共同研究をご紹介します。

この研究により、アガリクスに**高い抗腫瘍効果があること**が明らかになりました（巻末論文（1））。

腫瘍モデルマウスに抗がん剤を投与し、ブラジル露地栽培アガリクス冷水抽出物、熱水抽出物を2㎎、35日間連日投与し、固形がんの重量を測定しました。

その結果、図5-12のようにアガリクスを飲んでいない群の固形がん15gに対し、冷水抽出物摂取群は9・6gとなり、36％腫瘍が小さくなりました。また、熱水抽出物摂取群では7・9gとなり、47％固形がんが小さくなったのです。

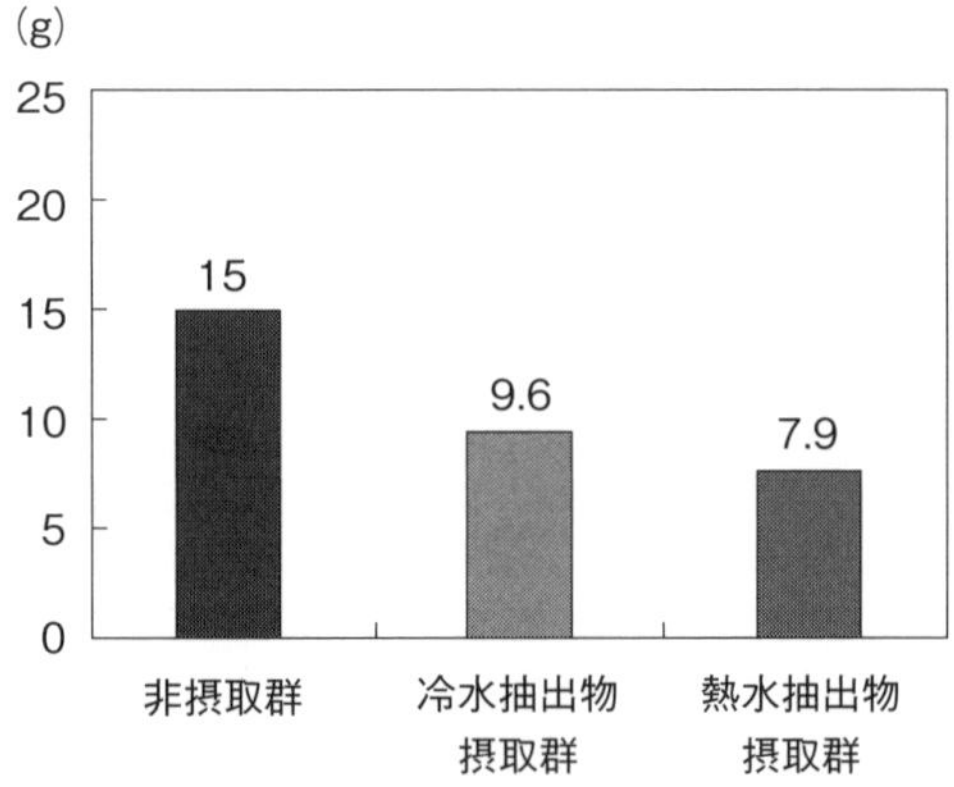

●図5-12　腫瘍の大きさの変化（マウス）

図５‐12、５‐13の研究詳細を知りたい方は、PubMedをご覧ください。PubMedとは、インターネットで閲覧できるデータベースで、世界の学術雑誌の報告を集めたものです。論文名を入力すると、一般の人もアクセスでき見ることができます。日本語翻訳機能もあります。

ヒト臨床試験でＮＫ細胞を活性化

ＮＫ（ナチュラルキラー）細胞とは、全身をパトロールしながら、がん細胞やウイルスに感染した細胞などを見つけ、すぐに攻撃する免疫細胞です。

研究によって、ブラジル露地栽培アガリクスのヒトでの経口摂取によってＮＫ細胞が活性化されることが明らかになりました（巻末論文（８））。

この研究は順天堂大学医学部、未病医学研究センター、東京薬科大学と著者らの共同で行ったものです。概要は以下の通りです。

健康な成人男女８名に、１日３０００㎎のブラジル露地栽培アガリクスの乾燥子実体（β‐グルカン相当量として３７２㎎）を７日間摂取してもらったところ、図５‐13のように、ＮＫ細胞活性が有意に上昇しました。

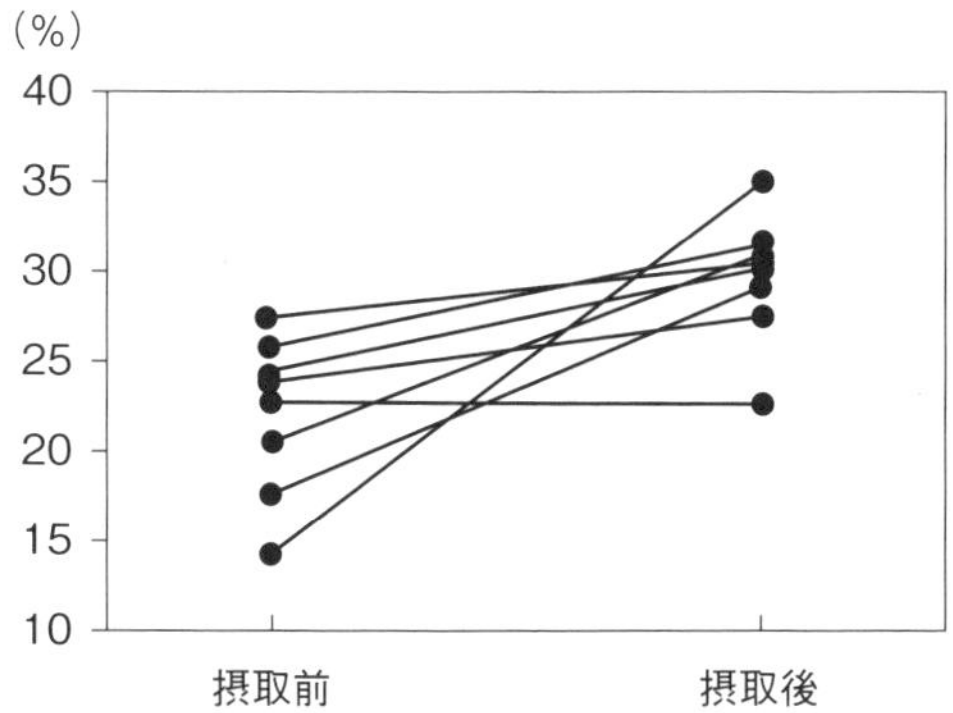

●図5-13　ブラジル露地栽培アガリクスの乾燥子実体を経口摂取したときのNK細胞活性の変化（ヒト）

多くの大学や研究機関が加わり、国際論文は31本

ブラジル露地栽培アガリクスの共同研究には、新たに近畿大学・医学部、麻布大学・獣医学部、東京大学・食の安全研究センター、慶應義塾大学・医学部、国立長寿医療研究センターが加わりました。

そして、その研究成果は、前記の研究に加え、糖尿抑制効果、自律神経調整作用、心臓の保護作用、肝臓の保護作用など多岐にわたり、本書執筆現在、31本の論文（巻末参照）となり、世界の学術雑誌に掲載されています。

このように豊富なエビデンスが積み重ねられてきているのは、アガリクスの風評被害で多くのキノコ研究者が研究現場から去っていった中でも、東京薬科大学と著者らの研究チームが、継続して研究を続けてきたこと。さらに、日本を代表する大学や研究機関が新たに加わった成果だと考えます。

今後ともエビデンスレベルの向上を目差して更なる研究を継続する覚悟です。

コラム

アジア・太平洋地域で最高のサプリメントとして「NutraIngredients-Asia Awards 2020」を受賞

英国のメディア&マーケティング企業William Reed社が関与するNutraIngredients-Asia.comから、「アジア太平洋地域No.1サプリメント」として、多くのエントリーの中から、「キング・アガリクス：ブラジル露地栽培アガリクス」がボタニカル部門で表彰されました。

NutraIngredients-Asia編集長Gary Scattergood氏は「業界と学会のトップレベルの審査委員をそろえ、各カテゴリーが公正かつ公平な方法で効果的に評価した。また、この賞は、完成品、成分、研究の分野における革新と卓越性を担う企業にスポットライトを当てるもの」と述べています。

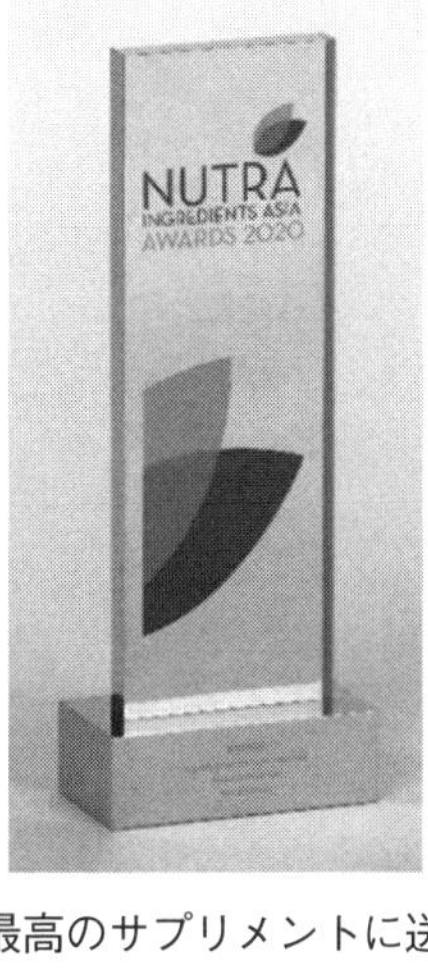

● 最高のサプリメントに送られるトロフィー

ところで、アガリクスという言葉が入る学術名は複数存在します。

世界的にも広く食べられている「マッシュルーム」の学術名はアガリクス ビスポラス（*Agaricus bisporus*）です。

ハラタケ属のキノコの学術名にはすべてアガリクスという言葉が入り、世界的なキノコの分類学者ロルフ・シンガーによると、32種類あるといいます。

ある日、スーパーの野菜売り場でアガリクスが並んでいるのを目にしました。購入して4〜5日放置しましたが、変色しません。「神のキノコ」は、収穫して放置するとすぐに黒く変色します。そうならないよう、収穫したその日のうちに洗浄、スライス、乾燥させるのです。

このように、さまざまなアガリクスがあるのに、同じ名前で売られてしまっては混乱をきたすのではないかと考え、新しい名称を登録することにしました。

「神のキノコ」の菌株を、独立行政法人　製品評価技術基盤機構　特許生物寄託センターに「キング・アガリクス21＝ＫＡ21」として登録し、学名にアガリクスとつくキノコや菌株の違うもの、ハウス栽培、タンク培養ものと差別化することとしました。

また、論文は国際薬用キノコ学会の学術名の *Agaricus brasiliensis* と菌株名ＫＡ21を合わせ、「*Agaricus brasiliensis* KA21」と表記します。なお、「ＫＡ21」は、「キング・アガリクスで21世紀に貢献する」という主旨で命名されました。

免疫細胞活性のメカニズム

ところで、ブラジル露地栽培アガリクスを摂取したとき、体内ではどんなことが起こるのでしょうか。

これまでの研究で、解明されてきたことをわかりやすくご説明しましょう。

私たちはだれでもβ－グルカンに対する抗体を持っています。

抗体とは、ウイルスやその他の異物を生体内から除去するために、免疫系のＢ細胞がつくり出すたんぱく質のことです。β－グルカンが体内に入るとそれを異物とみなし、攻撃するために抗体をつくり出すというわけです。

カンジダ症などの真菌感染症患者がβ－グルカンに対する抗体をつくり出す力は、健常者と比べると低下していることが報告されています。

そして、ブラジル露地栽培アガリクスを摂取すると、β－グルカンに対する抗体が顕著に増加することもわかっています。

実は、カンジダ菌を構成するβ－グルカンの構造と、アガリクスのβ－グルカンの構造は、先に紹介したようにとてもよく似ています（図５－11参照）。

このため、アガリクスを飲むと体内でβ－グルカン抗体が増え、よく似たカンジダ菌にも反応して攻撃します。こうして、感染を防いでくれるというわけです。

さらに、捕らえた敵の情報をもとに、司令塔の免疫細胞から実働部隊の免疫細胞に攻撃命令が下ります。それによって、免疫細胞は敵をやっつける抗体をどんどんつくり出し、全身に潜んでいるがん細胞やウイルス、細菌を攻撃するのです。

β－グルカンを摂取するとどうなるか？

次に、アガリクスを摂取すると、体内でどのようなことが起こるか、イラストを使ってわかりやすく解説します（次頁参照）。

のどなどの粘膜や腸では、体内に侵入してくる細菌やウイルスを常に待ち構えています。β－グルカンが含まれるアガリクスを摂取すると、待機している免疫細胞は病原菌が侵入してきたと勘違いします。それは、β－グルカンの構造がカンジダ菌と似ているためです。

病原菌が侵入したと勘違いした免疫細胞は、次々に免疫システムを発動します。まず、マクロファージや樹状細胞がβ－グルカンを捕らえ、敵が侵入したとの情報を司令塔のヘルパーT細胞に伝えます。その情報をもとに、司令塔ヘルパーT細胞はキラーT細胞、B細胞などの免疫細胞に攻撃命令を下します。常に全身をパトロールしているNK細胞もβ－グルカンによって活性化され、がんなど異常細胞をいち早く攻撃します。

こうして、全身に潜むがん細胞やウイルス、細菌が攻撃されると考えられるのです。

さらに、免疫細胞を活性化するIL－12、IFN－γなどのサイトカインも産生されるので、さまざまな免疫細胞がますます活性化し、強力になります。

また、脳の視床下部に働きかけ、ノンレム睡眠を促すTNF－αやIL－1βなどのサイトカインもつくられます。ノンレム睡眠とは、就寝後すぐに訪れる深い睡眠のことで、脳や肉体の疲労回復のために重要と考えられています。このため、睡眠の質が高まり、睡眠不足による疲労感などの症状が軽減されるのです。

β－グルカンの摂取により、免疫細胞が活性化するだけでなく睡眠の質にも影響します。このように神

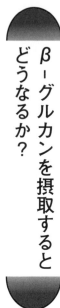

●アガリクスによって免疫細胞が活性化され、睡眠の質が上がるしくみ●

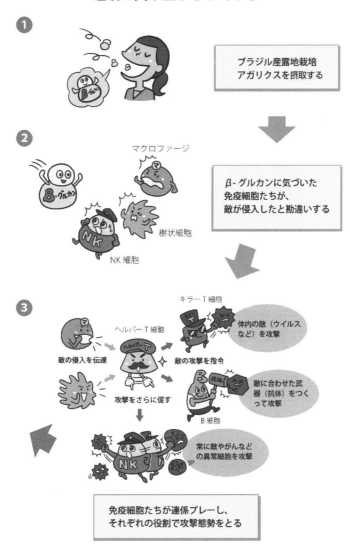

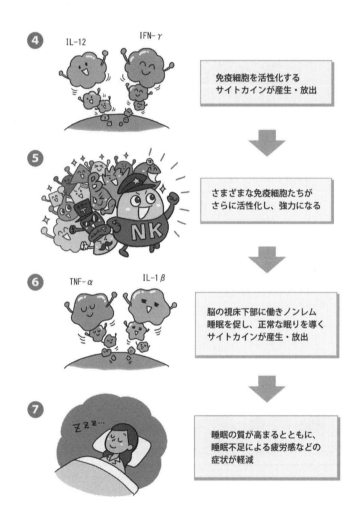

4

免疫細胞を活性化する
サイトカインが産生・放出

5

さまざまな免疫細胞たちが
さらに活性化し、強力になる

6

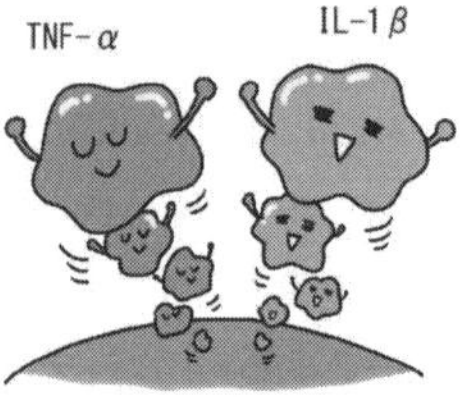

脳の視床下部に働きノンレム
睡眠を促し、正常な眠りを導く
サイトカインが産生・放出

7

睡眠の質が高まるとともに、
睡眠不足による疲労感などの
症状が軽減

経・免疫・内分泌は密接につながり合っているのです。

さらに例えるなら、アガリクスのβ－グルカンは、カンジダ菌に非常に似ているため、悪者の服装をしている「おとり捜査官」のように働きます。腸管内の偵察隊の免疫細胞がβ－グルカンを見つけると、β－グルカンが「おとり捜査官」だと知らずに、指令を飛ばして攻撃隊のスイッチをＯＮにします。

攻撃隊の免疫細胞は、腸管内の病原菌だけでなく、毎日、全身に発生しているがん細胞などとも闘ってくれると考えられます。

アガリクスは抗がん剤の副作用を軽くする

白血球は細菌など外敵の侵入から身を守る役目を担っています。リンパ球やＮＫ細胞などの免疫細胞も白血球の一種です。

がん治療に用いられる抗がん剤は、がん細胞と同時に健康な細胞である白血球も壊してしまい、その結果、免疫力が低下してしまいます。これは抗がん剤の副作用の一つです。アガリクスは白血球の回復を助け、副作用を抑える働きがあることが示唆されました。

東京薬科大学と共同で行った、モデルマウスを使い、抗がん剤の副作用に関する実験についてご説明します。

４週齢の試験モデルマウスにアガリクスを含まない飼料を１週間与え、その後、次の３つのグループに分けて飼料を切り替え、１週間後に抗がん剤（５－ＦＵ）40㎎／kgを５日間連続で経口投与し、抗がん剤の副作用について評価しました。

①アガリクスを含まない飼料を与えたグループ
②ハウス栽培のアガリクスを３％含む飼料を与えたグループ
③露地栽培されたアガリクスを３％含む飼料を与えたグループ

白血球の減少率を調べた結果が図５－14です。

露地栽培されたアガリクスの飼料を与えたグループは強い回復傾向が認められました。

また、抗がん剤投与初日に剃毛し、抗がん剤投与後９日後に発毛しているマウスの数を比較した結果が図５－15です。③－②－①のグループの順に多く発毛していました。

抗がん剤の副作用の評価、脱毛の回復に対する効果においても、露地栽培とハウス栽培の間には違いがあることがわかります。

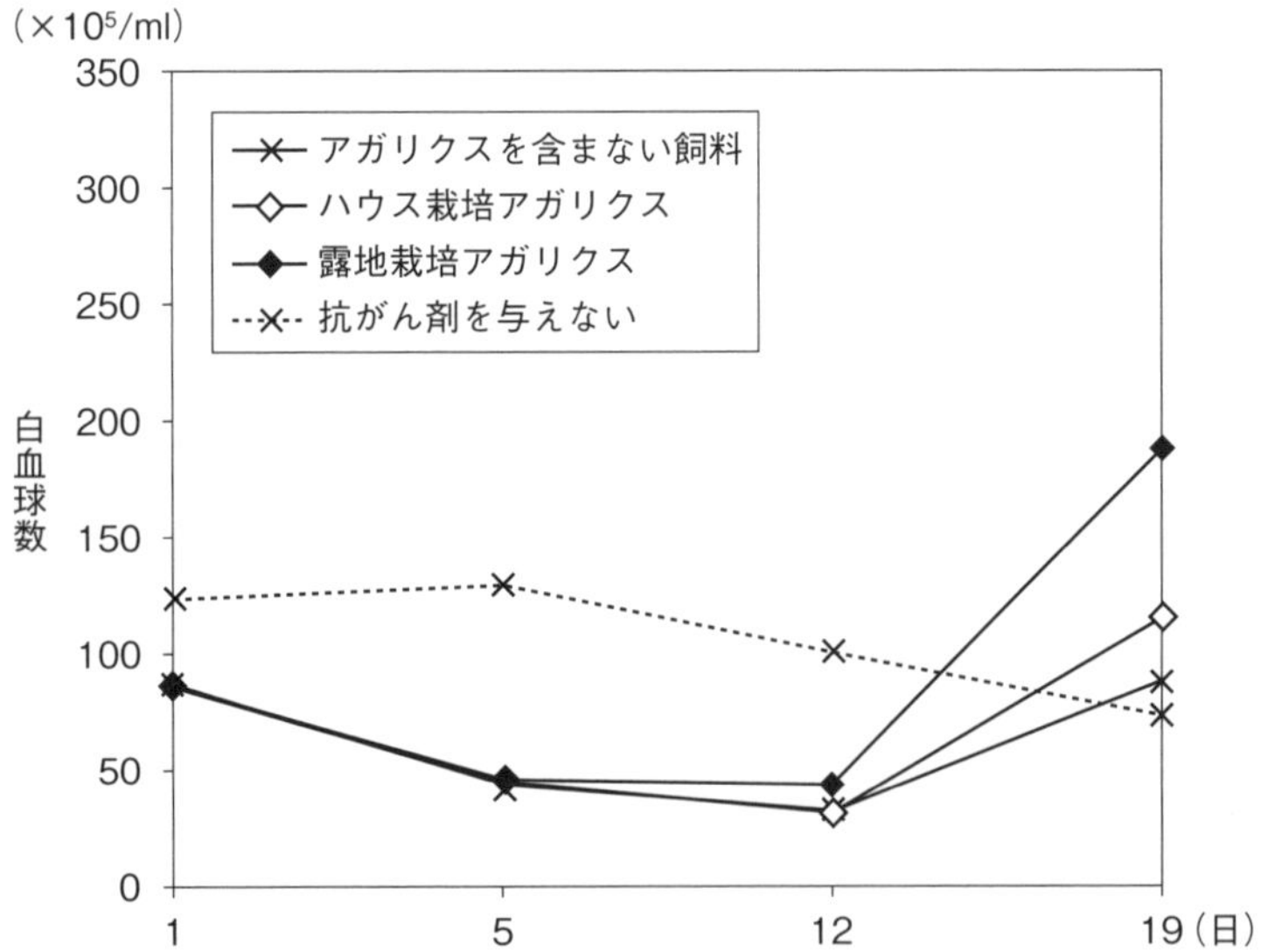

●図5-14　抗がん剤（５-FU）投与による白血球の減少に対する効果（マウス）

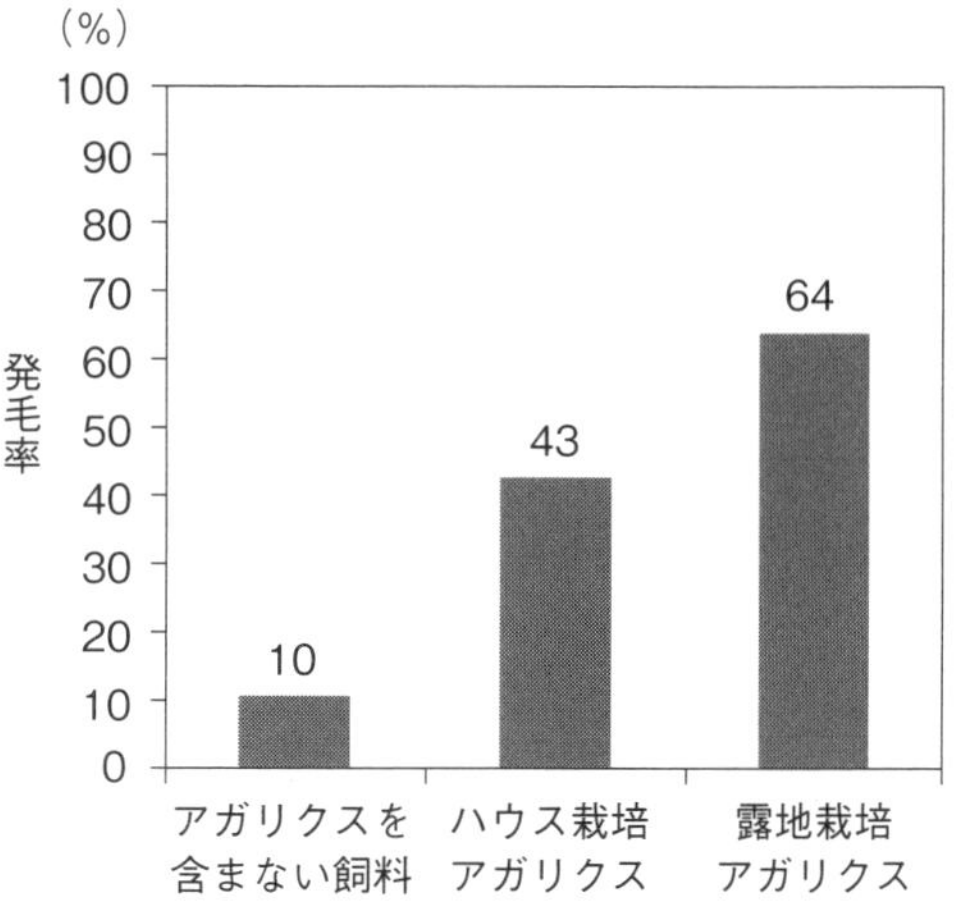

●図 5-15　脱毛の回復に対する効果（マウス）

また、肝臓の保護作用（巻末論文（22））などの研究においても、露地栽培とハウス栽培の間には大きな差がありました。

さらに腎機能、消化管傷害、食欲減少、体重低下についても調査を行ったところ、アガリクスを摂取したグループに副作用軽減効果が認められ、特に露地栽培を摂取したグループが副作用をもっとも軽減していました。

ビタミン・ミネラルを豊富に含むブラジル露地栽培の摂取によって、低栄養や免疫力低下の状態を改善し、さらに強い抗酸化活性によって、抗がん剤の副作用を緩和すると考えられます（巻末論文（30））。

抗がん剤は、肝臓で代謝され腸へ送られるものと、腎臓でろ過され排泄されるものがあります。

抗がん剤治療を受けている患者さんは、抗がん剤の投与だけでなく、その他の薬剤も同時に投与されている場合が少なくありません。そのため、腎臓による排泄機能がよく働かないと、薬物の排泄が遅くなり、さまざまな副作用につながることがあります。

このようなことから、白血球数の回復や腎機能の状態などは化学療法の継続を決めるために重要な指標となっています。

現在、抗がん剤による腎障害を抑えるために、大量の輸液投与などが行われ、患者さんの負担になっているようですが、露地栽培アガリクスには**腎障害の予防効果があるため**、がん患者さんの負担軽減に役立つことが示唆されました。

以上のように、アガリクスを例にとり、菌株、栽培条件、産地の違いで含有成分が大きく違い、薬理作用も違うことをご説明しました。

また、違う種類のキノコとの比較で、含まれる栄養素だけでなく、主成分といわれるβ‐グルカンの構造が違うこと、それが免疫細胞にまで影響するのです。

これは、他の薬用キノコにも当てはまります。

どんな菌株でどんな栽培条件か、産地はどこか、異なる商品のデータを流用していないかなどの見極めが必要です。使用する側が知識を持つことは、本物のサプリメントや健康食品に出会う可能性を広げてくれます。

サプリメント、健康食品を選ぶときの注意点

サプリメントや健康食品を選ぶ前に知っておいていただきたいのは、あくまでも日常の食事が基本であり、サプリメント・健康食品は足りない栄養素を補うものと考えることです。それを踏まえたうえで、次頁のようなポイントで選ぶとよいでしょう。

玉石混交の中からよい商品を選ぶのは簡単ではありませんが、Ｗｅｂの情報だけをうのみにしないことは大切です。

また、他人任せにせず、自分で取捨選択する力を養うことも大切です。購入する前に、まずは栄養学を勉強し、サプリメント・健康食品の研究データに目を通してみることを強くおすすめします。

サプリメントを選ぶポイント

① ＧＭＰ適合工場で製造されている
ＧＭＰを導入しているかどうかは、品質を見極めるポイントになります。

② しっかりとしたエビデンスがある
特に、病気と闘うために用いる場合は、しっかりとしたエビデンスがあるかどうかを見極めましょう。ホームページや消費者対応窓口に電話をするなどして確認を。

③ 日本の食生活で不足しがちな栄養素に着目する
日本人に不足しがちな栄養素は食物繊維、ビタミンＤ、葉酸、カルシウム、マグネシウム、亜鉛、鉄、銅など。自然由来の原料素材から選ぶとよいでしょう。

④ 添加物の多いものは避ける
保存料、着色料、甘味料、増量剤など、添加物名がたくさん記載されているものは避けます。

特に、多種類のサプリメント・健康食品を飲んでいる人は、その分添加物も多くとることになるので、少量で効果が得られるものを選びましょう。

原材料名欄は、原料の配合量が多い順に記入するルールになっています。「主成分に〇〇配合」と謳っているにもかかわらず、その成分名が最後の方に記載されていたら、ごくわずかしか配合されていないということ。実際は、大部分が増量剤などの添加物なのかもしれません。

⑤ 派手な広告宣伝に注意
派手に宣伝している商品は、信頼してもいいと思いがち。宣伝が派手な割に、研究開発には費用をかけていないメーカーもあります。

⑥ 海外の商品は慎重に選ぶ
海外の商品は、その国の環境や食習慣に応じて商品設計されています。日本人の体質や体の大きさに合わない場合もあるので、慎重に選びましょう。

コラム

目標を持っている人と持たない人

目標の有無が10年後の生活状況に与える影響について調べた実験があります。1979年、ハーバード大学の卒業生を対象にある質問を行い、10年後に生活状況を聞き取りしたものです。ある質問とは、大学を卒業する段階で「卒業後にどうしようと思っていますか?」という内容でした。その回答は、以下のとおりです。

① 卒業後の人生について何も考えていない…24%
② 就職先は決まっている…60%
③ 5年後にやりたいことや目標がある…13%
④ 5年後10年後の目標が明確で、それを紙に書き出している…3%

注目すべきは、①と②のグループには目標がなく、③には目標があり、④は目標を紙に書きだしているという点です。

10年後に生活状況を聞き取ったところ、驚くべき結果が出ました。

③の13%の平均年収は、①と②を合わせた84%の平均年収の2倍だったのです。

さらに、目標を紙に書き出していた④の3%の平均年収は、残り97%の人たちの、なんと10倍でした。

年収が生活のすべてというわけではありませんが、人生において目標設定がいかに大事かを物語る結果といえるでしょう。

このように、目標を持っている人と、持っていない人の差は非常に大きいものがあります。それが長い年月続くと、両者の差は計り知れないものになります。

目標を持つことは、モチベーションを維持するためにとても重要です。逆に、目標がないとモチベーションを維持するのが難しく、少しでも辛いと感じると、がんばろうという気持ちが削がれてしまいます。結局途中で投げ出して、中途半端な状態に陥りかねません。

「目標を見つけよう。手段は後からついて来る」

これは、インド独立の父、マハトマ・ガンジーの言葉です。目標さえ見つけられれば、しめたもの。それはあなたの心に火をつけることでしょう。また、古代ギリシャの哲学者アリストテレスも言っています。

「人間は、目標を追い求める生き物だ。目標に向かい努力することによってのみ、人生が意味あるものとなる」

この実験で年収が多かった人たちの成功のポイントは、「5年後、10年後の目標が明確で、それを紙に書き出している」ということ。紙に書き出すことで、目標を忘れずにいつも意識していたことが力となったのです。人間は、自分の目標を覚えているつもりでも忘れがちです。

これはがん患者さんにもいえることです。前述した書籍『がんが自然に治る生き方』で、「劇的な寛解」に至った患者さんたちのほとんど全員が「どうしても生きたい理由を持つ」ことを実践したと答えています。生きて何をするか、自分の目標を持つことが、がんに打ち勝つ大きな力になるのです。

目標を書いて、毎日、目を通せる場所に貼り、前向きに明るい希望を持って進みましょう！

第6章

免疫力を上げ、ウイルスに備えよう

ウイルスの特徴とワクチンの開発競争

新型コロナウイルス（COVID-19）の拡大にともない、世界各国でこのウイルスに関する研究が行われ、ワクチン、治療薬の開発が急ピッチで進みました。本章では新型コロナウイルスに感染するリスクを低減し、重症化を防ぐ方法についてご紹介します。

まずは、新型コロナウイルスの特徴を知りましょう。新型コロナウイルスは、インフルエンザウイルスと同様に自ら形を変えて変化するようです。

ウイルスは形を変えるだけでなく進化のスピードが速いのが特徴です。人間が20～40年で子孫をつくるのに対し、インフルエンザウイルスは、約8時間で子ウイルスをつくると言われ、1年間でおおよそ1000代も代替わりすることになります。

人間が1000代も代替わりするには3万年かかります。つまりクロマニヨン人がいた時代から現代人までの進化を、インフルエンザウイルスは1年間で済ませてしまうのです（図6-1）。

ウイルスの変化に対応するため、私たちは次のような対処を行うしかありません。

「ウイルスの流行」↓「ワクチン開発で流行収束」↓「ウイルスが進化し、従来のワクチンが効かなくなる」↓「進化したウイルス用のワクチン開発で流行収束」↓「再び新たなウイルスへ進化」……。

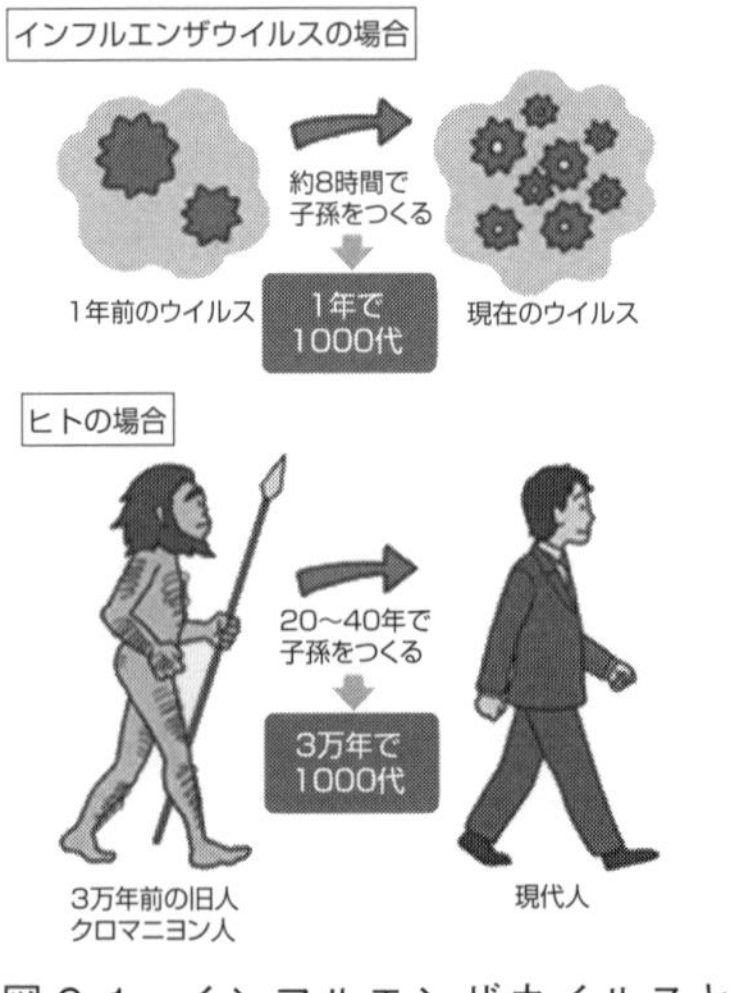

●図6-1　インフルエンザウイルスと人間の進化のスピード
（長谷川秀樹『インフルエンザウイルスと人類の戦い』C&R研究所より）

このように、延々とイタチごっこを行っているのです。

新型コロナウイルスもインフルエンザ同様に進化が早いのです。

また、気温、湿度が低くなると感染力が継続するといわれ、37℃で1日に対し、4℃では14日以上維持されるとの報告もあります。

新型コロナウイルスのワクチンや治療薬の開発は日進月歩で進みました。しかし、ウイルスは常に変化し続けています。変化の度合いが大きければ、ワクチンの効果が低くなる可能性もあります。

ワクチンや薬だけに頼るのではなく、生活習慣の見直しや各個人の免疫強化に努めなければなりません。

欧米人の死亡率の高さと高齢者の重症化の原因は？

新型コロナに感染しても発症しない人がいる一方で、重症化して亡くなる人がいます。また、これまでの統計によると、欧米人は日本人に比べて新型コロナに対する感染者が多く、死亡率も高いことが明らかです。

これらの現象についてさまざまな研究報告がありますが、中でも興味深いのが、粘膜免疫との関係です。

粘膜免疫とは目や鼻、口、腸などの全身の粘膜組織で細菌やウイルスを防ぐシステムです。このとき、細菌やウイルスを捕まえてブロックする役割を担っているのがＩｇＡという免疫抗体です。

特に目、鼻、のどの表面、腸の内側などにおいて、粘膜の表面に分泌されるＩｇＡを「分泌型ＩｇＡ」といい、この分泌型ＩｇＡがない「ＩｇＡ欠損症」の比率には人種差があります。

日本人のＩｇＡ欠損症は1万８０００人に1人であるのに対し、米国、ブラジル、英国では約１０００人に1人と、ＩｇＡ欠損者の比率が高いことがわかっています。

新型コロナによる死亡者数を検証した研究報告によると、ＩｇＡ欠損者の比率の高い国では死亡者が多く、ＩｇＡが欠損していることが死亡率を高めている可能性があるということです。

また、新型コロナウイルスの感染者の中で、高齢者や糖尿病患者の重症化率、死亡率が高いことが指摘されていますが、これも粘膜免疫が関連しています。

糖尿病患者の多くが口の渇きを訴えますが、一般的に口の渇きはだ液の分泌量が少ないと考えられ、そのだ液に含まれるＩｇＡが関与する粘膜免疫が弱いと推測されるのです。高齢者も口やのどの粘膜が渇きやすい傾向があり、やはり粘膜免疫が低下していると考えられます。

新型コロナウイルスで欧米人の死亡率が高く、高齢者や糖尿病患者の重症化率が高いのは、ＩｇＡ欠損者が多いことと、ＩｇＡが関与する粘膜免疫の弱さが大きな原因とされています。

感染予防のための5つの方法

新型コロナウイルスに感染しないため、また重症化を防ぐため、効果的と考えられる５つの方法をご紹介しましょう。

❶　3密を避ける、マスク、手洗い、消毒の励行

国からも推奨されている方法です。これらを励行することで、ウイルスの侵入をある程度防ぐことができます。

❷　空気の乾燥、低温を避ける

秋から冬にかけての乾燥した時期は鼻、のどの湿度と温度を保ちましょう。40〜60％の湿度が呼吸器感染症の軽減につながるとの報告もあるので、室内では40〜60％の湿度を維持します。

また、旅行や出張時の宿泊ホテルの部屋は乾燥しがちです。就寝前には湯船に湯をはり、浴室のドアを開けるなどの工夫をして湿度を保ちましょう。

さらに外出先ではマスクを着用し、乾燥した空気が直接体内に入らないようガードしましょう。室内を換気し、清潔に保つことも大切です

❸　粘膜を強化する

ウイルスは粘膜から侵入します。粘膜免疫を担うIgAの分泌量が多ければ、ウイルスの侵入を防ぐことが可能です。IgAや免疫細胞を活性化するには、全身の約60％の免疫細胞が集まる腸をきれいにすること。免疫細胞は体中の粘膜を移動できるので、免疫細胞が活性化されていれば、のどや気管、目、鼻などの全身の粘膜で免疫機能が発揮されます。

そのためにも、腸内細菌のエサとなる食物繊維やオリゴ糖を含む玄米やキノコ、ヤーコン、タマネギ、ゴボウなどを積極的に食べましょう。

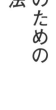

❹ だ液の分泌を活発にする

だ液にはＩｇＡが含まれています。だ液が少なく、口やのどが乾燥した状態になるとウイルスが侵入しやすくなります。75頁でご紹介した「三浦式舌出し運動」を行うとだ液が出やすくなるので、ぜひ実践してみてください。ガムをかむこともおすすめです。

❺ 適度な運動とともに、規則正しい生活を送る

暴飲暴食、寝不足など不規則な生活はもちろん、ストレスや過度の運動、冷え性、過度の飲酒、喫煙、便秘なども免疫力を低下させます。また、運動不足も免疫力の低下につながります。

さらに、大きな要素としては、笑うことがおすすめ。笑うと免疫力が高まることは、医学的にも証明されています。

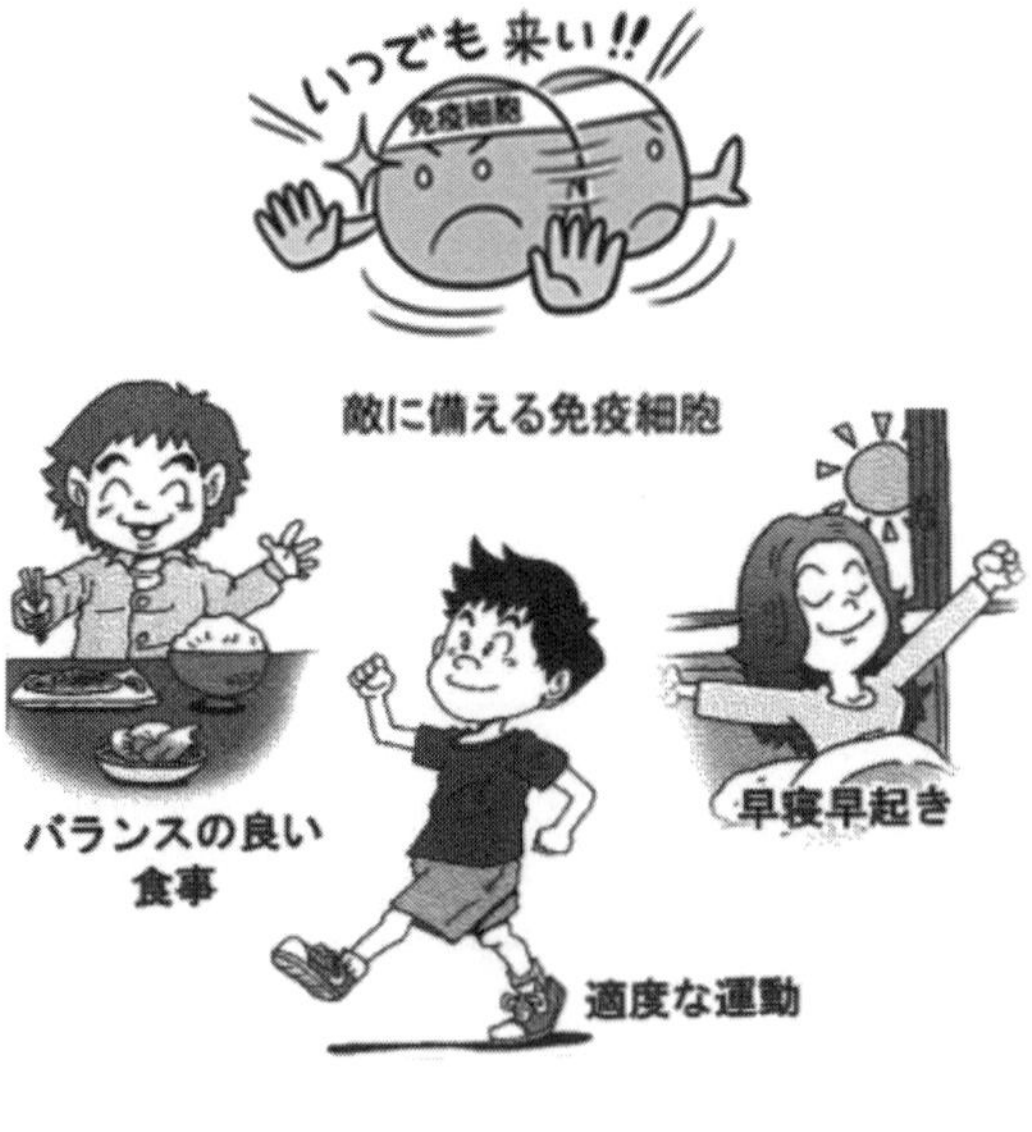
いつでも来い!!
免疫細胞
敵に備える免疫細胞
バランスの良い
食事
早寝早起き
適度な運動

インフルエンザウイルスに対するアガリクスの抗ウイルス効果

２００９年に新型インフルエンザ（Ｈ１Ｎ１型）が、またたく間に世界中に拡大し、パンデミックとなりました。それに加えて、鳥が関与した強毒な鳥インフルエンザ（Ｈ５Ｎ１型）が流行したら、事態はとてつもなく深刻になると専門家は警告を発していました。

現在も、ニワトリでインフルエンザが発生すると、何万羽というニワトリが全て殺処分されます。それは強毒型（Ｈ５Ｎ１型）が人間に及ばないように考えての処置なのです。

そこで、著者らはそのとき、将来流行するかもしれないインフルエンザウイルス（強毒型のＨ５Ｎ１）に対して、露地栽培アガリクスが効果を発揮するのではないかと考え、麻布大学獣医学部と共同で研究を実施しました。

ただし、強毒型ウイルスでの研究はそのウイルスの入手が難しく、インフルエンザウイルス（ＰＲ８株）を使って、試験管内で基礎研究を行いました。

その結果、露地栽培アガリクスの抽出物は、あくまでもインフルエンザウイルス（ＰＲ８株）の感染については、阻害効果の可能性が高いことが示唆されました（巻末論文（26））。

露地栽培アガリクス服用者の抗体価の変化

次に、東京薬科大学における著者らの研究の一部をご紹介します。

ヒトは、血中に抗β－グルカン抗体価を持っているかを検討するため、ELISA法（Enzyme-Linked ImmunoSorbent Assay…試料中に含まれる抗体あるいは抗原の濃度を検出・定量する際に用いられる方法）で、健常人ならびにがん患者の血清を用いて検討しました。

その結果、ヒトは血中に抗β－グルカン抗体を持っていることが判明しましたが、その力価は個人差が著しいことが明らかとなりました（巻末論文（3））。

また、露地栽培アガリクスを経口摂取すると、抗β－グルカン抗体が上昇することを見出し、さらに、抗体のＩｇＧ、ＩｇＭ、ＩｇＡのうち、ＩｇＡが最も顕著に増加したこともわかりました（図6－2）。

先にご紹介したように、粘膜免疫を担うＩｇＡの分泌量が多ければ、新型コロナウイルスの侵入を防ぐ力が向上します。このため、新型コロナ対策の一つとして期待できるのではないかと示唆されました。

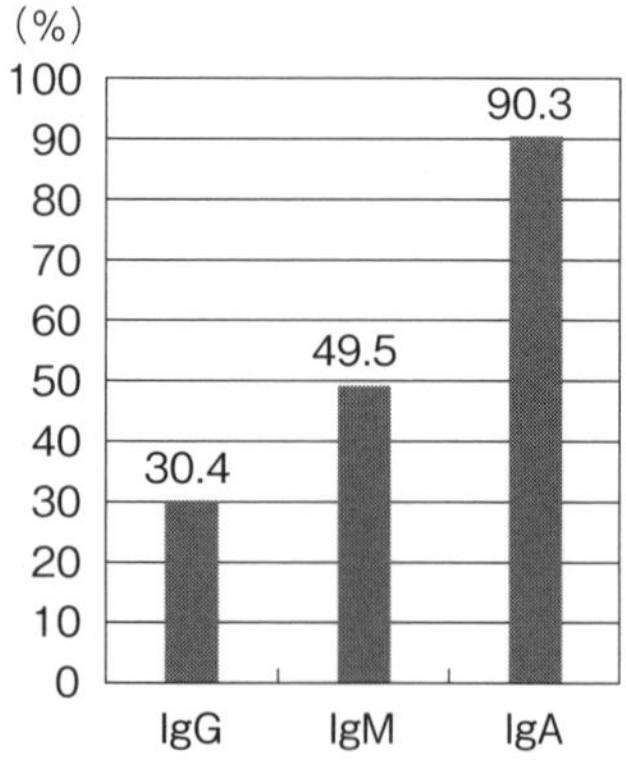

●図6-2　抗β-グルカン抗体価の増加（ヒト）

（出典：露地栽培アガリクスの機能性に関する研究　東京薬科大学学術リポリトジ 2015）

血中ビタミンD濃度が高いほど感染率が低下

ボストン大学が２０２０年9月に発表した報告によると、血中のビタミンD濃度が高いほど、新型コロナウイルス感染率が低いことが明らかになりました（文献番号６－１）。

この研究は、米国に住む約19万人を対象に、新型コロナウイルスの検査結果について調べたものです（図６－３）。グラフを見ると、明らかな相関関係があることがわかります。

ビタミンDは皮膚や粘膜を強くして、病原菌などの侵入を防ぐ働きがあると考えられます。日本ではビタミンDの認知度が低く、骨の形成を助ける栄養素であるくらいにしか知られていません。

しかし、**ビタミンDは、免疫力アップ効果やインフルエンザ発症予防、大腸がんのリスク低減効果など数多くの効用があり、**コロナ禍の中、欧米では大きく脚

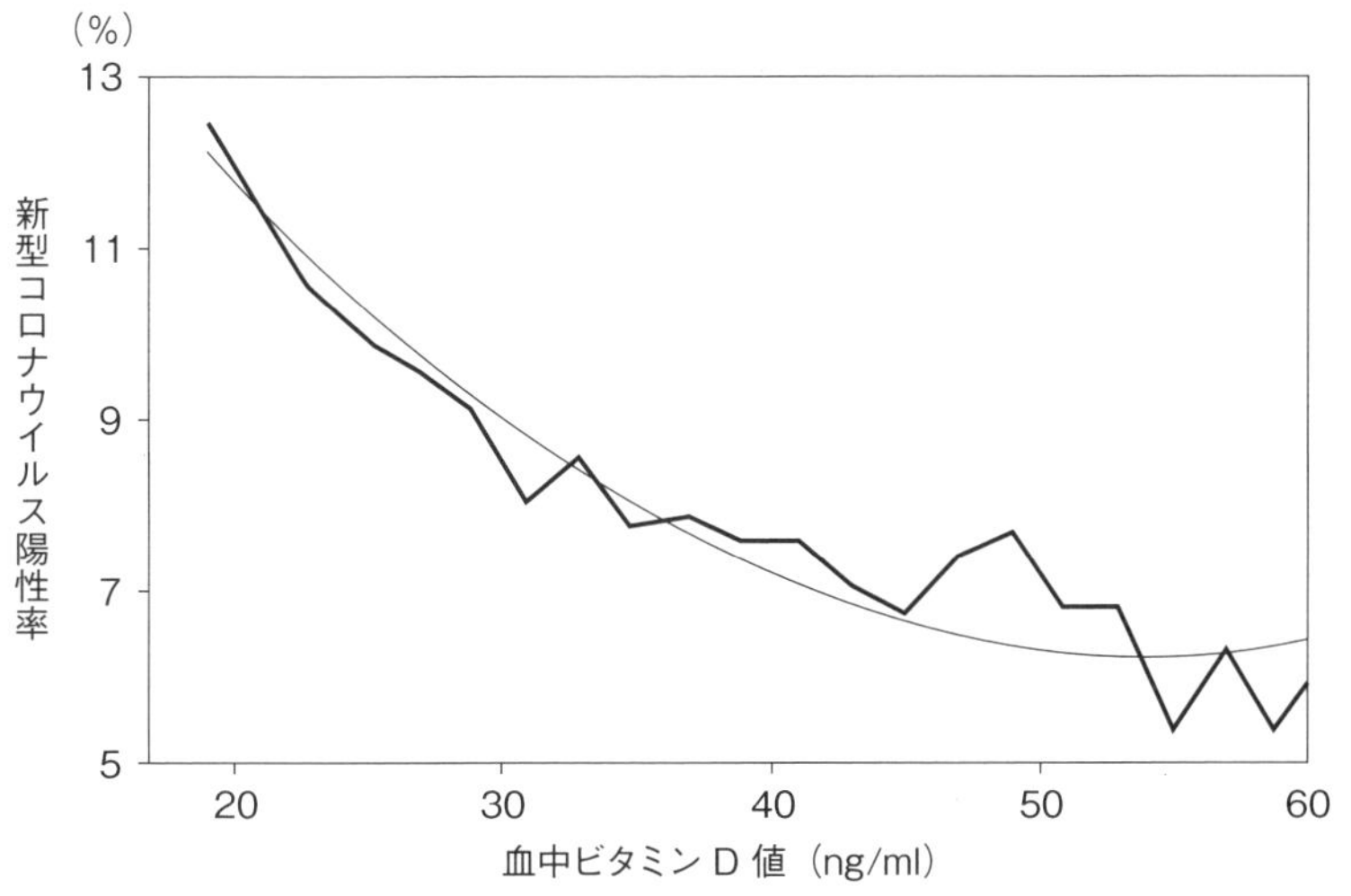

●図6-3　新型コロナウイルス陽性率と血中ビタミンD値の関係
（Kaufman HW, Niles JK, Kroll MH, Bi C, Holick MF（2020）SARS-CoV-2 positivity rates associated with circulating 25-hydroxyvitamin D levels. PLOS ONE 15（9）: e0239252）

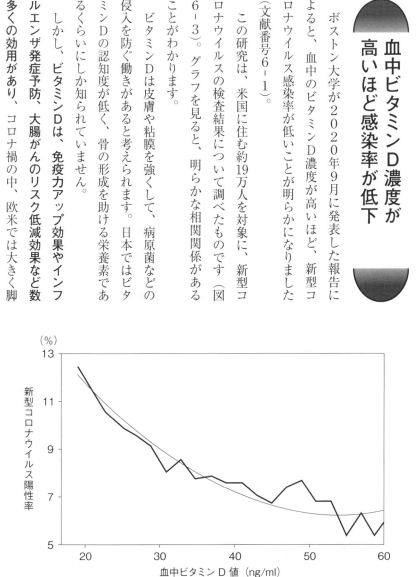

光を浴びています。

ヒトの皮膚にはビタミンD前駆体が存在し、紫外線を浴びることによってビタミンDになるので、日光をよく浴びる人は不足の心配はまずないのですが、日光に当たる機会が少ない人は不足しがちです。最近は、日焼けを嫌って、万全なUV対策をする人が増えていますが、日光を浴びることは、肌の美白効果については、デメリットとなりますが、体にとって必要なことなのです（図6－4）。

日に当たる時間が少ない人は、積極的にビタミンDを摂取しましょう。

ビタミンDを含む食材には、紅鮭、いわし、うなぎ、まぐろ、さんまなどがあります。太陽光を浴びたキノコもビタミンDを多く含むので、積極的に摂取しましょう。

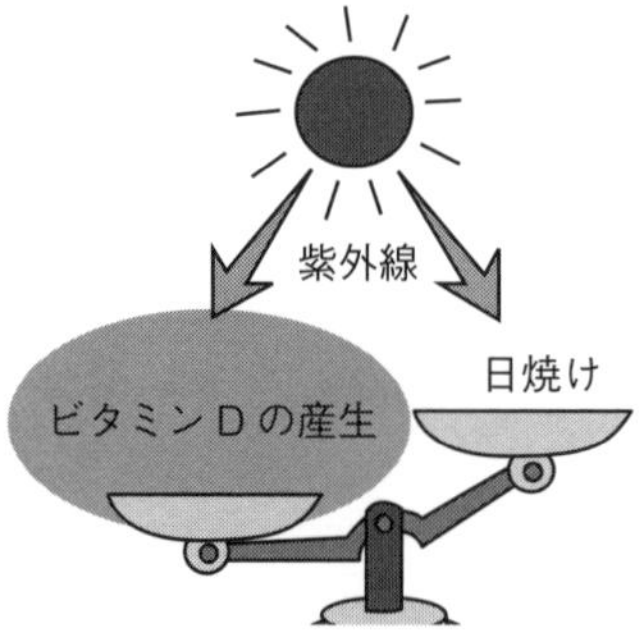

●図6-4　太陽光のメリットとデメリット

コラム

長野県の平均寿命が長いわけは？

　厚生労働省の都道府県別生命表（２０１５年）によれば、長野県の平均寿命は、女性が87・67歳で全国1位、男性は81・75歳で2位。日本一の長寿県であり、がんの死亡率が低いことでも知られています。

　長野県の食事内容を見てみると、２０１６年の国民健康・栄養調査で、長野県の食塩摂取量は、女性10・1g／日、男性は11・8g／日。それぞれ全国1位、3位で、食塩の摂取量は減っていません。しかし、同県の野菜摂取量をみると、女性３３５g、男性３５２g。ともに全国1位で、野菜をたくさん食べることが長寿の一因なのでしょう。たしかに、野菜にはカリウムが豊富に含まれ、食塩の排泄を促しますが、それだけではないと思います。

　総合マーケティング支援を行う（株）ネオマーケティングが「食生活」に着目して全国の男女３２００名を調査した結果、興味深いことがわかりました。長野県民の70・1％が子どもの頃から、キノコや発酵食品などの「菌類」を食べており、県民の半数強が菌類を毎日食べていたのです。この数字は全国平均を大きく上回っており、菌類の継続的な摂取が長寿に関係しているのではないかと考えられます。

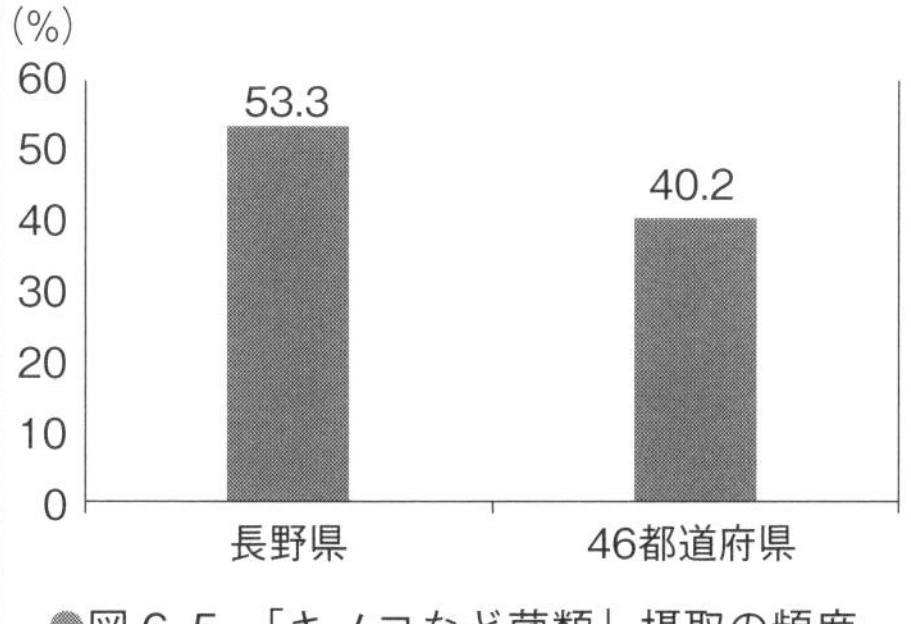

●図 6-5　「キノコなど菌類」摂取の頻度（毎日食べる人の割合）

このほか肉類、魚類、穀物類、菌類の摂取頻度を聞いたところ、肉類、魚類、穀物類については他46都道府県とほとんど差はありませんでしたが、菌類は明確な差が確認され、とりわけキノコ類の摂取が目立って多かったそうです。

世界の長寿地域として有名なイタリア・サルデーニャ島、パキスタン・フンザと、長野県の共通点は坂道が多いことです。

近年、長寿世界一に躍り出た香港もまた、急な坂道の多い地域です。坂道の上り下りが長寿に寄与することは間違いないようです。

食生活と運動はどちらも大切ですね！

第7章

私はこうして健康を回復した

がんを宣告されたら実践してほしい7項目

はじめてがんを宣告されたときは、だれでもショックでしょうし、パニックに陥る人もいるでしょう。しかし、いつかは現実を受け入れ、冷静になれるときがやってきます。そうしたら、がんを自分で治すための戦略を立てましょう。すぐに実行していただきたいのが、次の7項目です。

❶ 自分で治す意識を持つ

「先生にお任せします」と医師にすべて頼ってしまう人もいますが、がんは他力本願で治せる病気ではありません。自分自身で免疫力を高め、治すのです。そのためには、免疫力を高める方法を知ること。治療法についても勉強し、どの治療法が自分にとって適しているのか、自分で見極め、選択しましょう。

がんと診断されたとき、まず読んでいただきたいのが次の書籍です。

『がんが自然に治る生き方』（プレジデント社）ケリー・ターナー著、長田美穂訳

がんから劇的に寛解した事例が具体的に記載されています。決してあきらめない、しっかりとした希望を持つことが大切だと教えてくれます。

❷ 食を変える

牛や豚等のたんぱく質や脂肪の摂取を控え、糖質、塩分、加工食品や酸化した食品のとりすぎに注意しましょう。3章のがん患者さんのための食事バランスガイドを参考にして、ホールフードを中心にファイトケミカルを含む野菜や果物もしっかりとり、腸をきれいにしましょう。

腸はヒトの免疫システムにおいて、最も大切な臓器です。腸をきれいにしておけば免疫システムがしっかり働き、がんが逃げていきます。腸毒を抜く方法につ

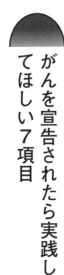

いては2章でくわしく説明していますので、ぜひ実践してみてください。

❸ 睡眠の質を上げる

睡眠には免疫力を上げる抜群の効果があります。睡眠の質を上げるには、まず生活リズムを整えること。夜になったら、早めにスマートフォンやパソコン、テレビなど眠りを妨げる誘惑を断ち切りましょう。

❹ ストレスを回避する

ストレスは免疫力を低下させる原因になります。ストレスを感じているのなら、そこから逃げ出しましょう。逃げ出すのが無理なら、リラックスできる方法をいろいろと実行してみて！ ストレスから解放されることを目指しましょう。

❺ 体を動かし、筋肉量を維持する

闘病のためには体力が必要です。今からでも遅くないので、体を動かし、体力と筋力を貯めておきましょう。適度な運動は血流を促して体温を上げ、免疫力を高める効果もあります。

❻ サプリメントの力を借りる

アメリカで医師に見放されながらもがんから生還した人たちは、ハーブやサプリメントなどの力を借りています。あなたも自分に合ったサプリメントなどを見つけ、その力を借りましょう。

❼ 希望を持ち、あきらめない

がんは決して治らない病気ではありません。がんを克服する人もいれば、共存して長く穏やかに生きる人もいます。たとえ医師から、「もう治療法がない」と告げられても、視野を広げると選択肢がまだまだ残っていることもあるのです。決してあきらめず、常に希望を持つようにしましょう。

著者の経験や研究もふまえ、とくに❻のサプリメントの力は大きいものと考えています。

それではここから、実際にがんから生還した人たちの事例をいくつか紹介します。

●事例 1　2度のがん宣告から生還

H・Mさん（74歳・女性）

1例目は著者の妻に起きた出来事です。がんを宣告され、入院して手術をする予定でしたが、ベッドが空くまで2週間あったので、たまたまその直前に仕入れた、ブラジルで「神のキノコ」と呼ばれる薬用キノコを妻にすすめたのです。そのときは「何とか効いてくれよ」との思いはありましたが、正直、半信半疑でした。

2週間後、入院前の精密検査を見た医師が絶句していました。なんと、がんが消えていたのです。薬学を学んできた私にとっても、それは想像をはるかに超えるものでした。がぜん興味がわいた私は数か月後、ブラジルの薬用キノコの農場を訪れていました。キノコは普通、日陰のジメジメしたところに生えるのに、高地でしかも強烈な太陽光の紫外線を受け、「神のキノコ」は大きく立派に生えていたのです。大きな衝撃を受け、このキノコにはどんな成分が含まれるのか、どのような薬理作用をもつのか、興味がどんどん湧きあがりました。そして帰国後すぐに研究を開始したのです。

妻が胃がんと宣告されたのは1995年のことでした。東京都内のK病院の人間ドックで妻に「胃がん」が見つかったのです。検査を行った当日、その場で医師から「胃がんです。すぐに入院して手術を受けてください」と言われ妻は帰ってきました。

本人、家族ともに大きなショックを受けました。大阪の親戚の医師に状況を説明すると、「がんを宣告したその場で、即手術を受けなさいとは、あまりにも無神経だ」と、大変立腹していました。「最高の環境を整えるので、手術をするなら大阪で」との提案もありましたが、東京と大阪では距離が離れすぎています。そこで、東京で手術を受けると決め、入院のベッドが空くまでの2週間、私がたまたまブラジルから仕入れていた薬用キノコをとることをすすめました。妻は、それをとると気持ちが落ち着き、リラックスし、よく眠れるといいます。そして、代謝が良くなったせいか、便秘も解消しました。また、身体もキノコを受け付けるように感じ10日ほどは3倍量もとったといいます。

すると2週間後、入院当日の精密検査でがんが消えていたのです。当然、精密検査をした医師と、最初に人間ドックでがんと診断した医師の間には議論がありました。がんと診断した医師は「がんはあるはずです。しっかり診て下さい」と主張しますが、精密検査の担当医は「丁寧に診ましたががんはどこにもありません」との答え。押し問答が続いた結果、「ないものは手術できない」ということになったのです。

私が帰宅すると、今日から入院しているはずの妻がそこにいます。事情を聞いて大喜びしました。しかし、2〜3日冷静に考えてみると、「人間ドックか手術前の精密検査のどちらかが誤診ではないか」と不安になりました。もし、精密検査が誤診であれば、がんは進行してしまいます。まだ、この時点では、私の薬用キノコに対する評価は半信半疑だったのです。

そこで出した結論は「念のため大阪の医師のもとに行き、再度の精密検査を受ける」というものでした。大阪の医師が東京のK病院の医師に連絡をとってくれ、妻が検査データや写真をK病院から預かり、大阪に持参することになりました。

そして、そのデータや写真を見た大阪の医師たちは「東京の医師が人間ドックの結果を見て、胃がんだと判断したことは間違いではない。進行性の胃がんだと思ったから、すぐに手術を受けるようすすめたのだろう」という結論を下しました。

さらに、妻は大阪で精密な再検査を受けましたが、胃にがんは見つかりませんでした。

つまり、東京K病院の医師2人の診断は、ともに誤診ではなかったことになります。

それから約10年後、2006年のアガリクス事件から約半年後、再び妻のがんが見つかりました。東京・駒沢のT医療センターで、今度は子宮体がんの宣告です。1995年、短期間で胃がんが消えて以来、妻はがん体質を克服するため、薬用キノコを毎月1個取り寄せてとり続けていたはずです。それを妻に問いただしたところ、競技ダンスをやっていた末娘が「キノコをとっていると、ハードな練習の疲れもすぐに取れ、とても調子がよい」とすべてとってしまい、ここ2年ほどは、自分はとっていなかったというのです。「灯台下暗し」で、私はまったく気付いていませんでした。

そこで、「10年前は2週間でがんが消えた。入院まで3週間あるから、その間にキノコをとり、他のK・N病院で腫瘍マーカーの検査を受けよう」と決めました。そして3週間後、入院前の検査を受けたところ、T医療センターで300を超えていた腫瘍マーカー値が正常範囲に戻っていたのです。

ただ、ここからが大変でした。T医療センターに入院のキャンセルを申し出ると、担当医師は信用してくれません。西洋医学の常識では当然のようです。そして、担当医師から再検査をしたK・N病院に、「あなたのところは誤診をしているのではないか。誤診なら大変なことになる」との連絡があり、妻は再検査をしたK・N病院から呼び出しを受け、再々検査が入念に行われました。その結果も「異状なし」でした。

1995年の胃がんの宣告から10年以上が経過し、またもや誤診騒ぎです。不思議なキノコです。

それから、妻は今日までキノコを今度は欠かさず継続してとっており、2021年の今も、元気に過ごしています。

●事例②　家族のサポートで体に優しい治療法を選択。抗がん剤治療を乗り越えた

Ｙ・Ａさん（76歳・女性）

自治体の定期健康診断で、血液検査が異常だから精密検査を受けるようにと診断されたのは２０１６年、73歳のときでした。地元の国立病院でいろいろな検査を受けた結果、「肝内胆管がん」と診断されたのです。それまで普通に食事をとり、毎日１時間のウォーキングや家庭菜園を楽しむ、いわゆる健康体だと思っていましたので、告知されたときはショックでした。

胆管とは、肝臓でつくられる胆汁という消化液が流れる管で、肝臓と十二指腸を結んでいます。私の場合、肝臓と肝臓内を走る胆管に腫瘍があり、肝臓の腫瘍はすでに12㎝もの大きさになっていました。主治医からは手術も放射線治療も難しく、抗がん剤治療しか選択肢はないと告げられました。

抗がん剤治療はいろいろな副作用があると聞いていたので、家族のすすめでセカンドオピニオンを受け、副作用が比較的少ない、粒子線治療の可能性を聞いてみました。粒子線治療とは、腫瘍により高い量の放射線を照射することができ、治療効果が高いといわれる治療法です。ところが、「腫瘍が大きくなりすぎていて、周りの臓器と密着しているので、ピンポイントで照射することは難しい。抗がん剤治療を受けて腫瘍が小さくなってからでないと無理」といわれました。

家族からは、専門医がいる別の大病院でもう一度検査を受けるように説得されましたが、細胞診検査はとても痛く、また、多くの検査を再度受けることは気が進まず、体も精神的にも疲れがピークの状態だったので、最初に精密検査を受けた地元の国立病院で、抗がん剤の標準治療（６クール）を受けることにしました。ブラジル露地栽培アガリクスをとり始めたのはそのころのことです。娘

の知り合いの方に中医（漢方薬や鍼灸などで治療する医師）の先生を紹介してもらい、「抗がん剤治療中は、アガリクスと冬虫夏草を一緒にとって、免疫力を上げておくとよい」とアドバイスをいただいたからです。

いよいよ抗がん剤治療が始まり、恐れていた副作用が容赦なく襲ってきました。むかつきと、何もしたくないほどの倦怠感に襲われ、さらに味覚障害で何を食べてもおいしさを感じられず、食欲も減退しました。その間、腫瘍は徐々に大きくなり、5クールが終わったときの検査結果は驚くべきもので、15㎝にもなっていたのです。こんなに苦しい治療を受けたのに、小さくならないどころか、逆に大きくなっていたなんて……。絶望感に襲われました。そのころ、体重は10㎏近く落ち、体力的に限界に来ていました。

主治医からはあと1クールの投与をすすめられましたが、家族は、「抗がん剤治療が明らかに効いていない。こんなにやせて体力もなくなっているから、これ以上抗がん剤治療を受けたら命が危険」と心配して、サードオピニオンを受けられる専門医を探し、相談に行きました。

そして紹介されたのが、全国からがん患者が集まるというがん専門病院でした。その病院では、カテーテルで直接患部に抗がん剤を注入する治療法を行っており、その治療法は副作用も少なく、体に優しい治療法ということでした。負担が少ないのなら大丈夫かもしれないと感じ、その病院で治療を受けることにしました。

カテーテルでの抗がん剤投与は最初1か月に1回で、その後数か月に1回の頻度で受けました。副作用を覚悟していたのですが、投与から2、3日過ぎると元気になり、好きなものも食べられるようになったので、体重と体力をキープすることができました。腫瘍は治療を受ける度に少しずつ小さくなり、こんなに順調に治療効果が出るのは珍しいと院長も驚いておられました。

　13回目の投与後の検査で、初めは12㎝もあり、一時期ますます大きくなってしまった腫瘍が、ほぼ消えたことを確認でき、一安心しました。

　体への負担が少ないとはいえ、13回の抗がん剤治療を受けられたのは、アガリクスと冬虫夏草で免疫力が上がり、体力の低下を防げたからだと思います。

　現在は3か月おきにCT検査と血液検査を受けていますが、特に問題はなく、以前のようにウォーキングや家庭菜園をして、日々楽しく過ごしています。

●事例3　次から次へと襲いかかるがん。新たな目標が闘病を支えてくれた
K・Sさん（71歳・女性）

　私は長寿の家系に生まれ、親族はみな病気知らずで長寿を全うした人ばかり。それで、私も健康で長生きできると信じていました。ところが1994年、45歳になってから7年間もの間、さまざまな病気にかかり、何度か死に直面しました。

　最初は腸にできたポリープ。次は子宮内膜過形成で、内膜を切り出す手術を受け、さらに1年後、子宮内膜異形成と診断されました。放っておくとがん化するといわれ、子宮と卵巣を全摘しました。

　退院から4か月ほどたったある日、何の気なしに右の乳房に触れたら、硬くなっている部分がありました。ちょうど次の日、外来に行く予定があったので診てもらったところ、「小さくてまだ何とも言えない。1か月半後に検査しましょう」と

のこと。1か月半、落ち着かない気持ちで過ごし、ようやく検査を受けました。結果は乳がんでした。その瞬間どん底に突き落とされ、「人生終わりだ」と思いました。この1か月半、取り返しのつかないことをしたのではないかと思ったのですが、そんなことは口にできません。部分切除が難しい場所にがんができたため、全摘することになりました。

入院中、私は精神的に不安定になっていました。主治医に聞くと、「立て続けに手術を受けたことでうつになっている」といわれ、精神安定剤を処方されました。私はどちらかというと楽天的な性格でしたが、乳房を全摘したことでダメージを受けたのでしょう。退院後も落ち込みからなかなか抜け出せないでいました。

退院から3か月たったころ、今度はうつを治療するため入院しました。40日ほどの点滴治療でどうにか退院できましたが、次の年に再びうつで入院し、2か月半後に退院しました。

やっと退院したと思ったら、その6日後に病院から連絡がありました。入院中に撮ったCTで右肺にがんが見つかったというのです。「なんでまた、がんに……」と落ち込みました。半年入院して抗がん剤治療を受けるようすすめられたのですが、そのときは「手術でなくてよかった」と思っていました。抗がん剤の恐ろしさを何も知らなかったからです。

私は33歳のときに公文式に出会い、15年間子どもたちを教えてきました。うつの入院中は病院から教室に通うこともありました。病院に戻るとぐったり疲れていたけれども、教室を続けることが生きがいだったのです。しかし、さすがに今度は続けられないと思い、教室で1年お休みすることを告げると、生徒も保護者も私のもとに駆け寄り、「先生がんばってください」「早く帰ってきて」と励ましてくれました。

ブラジル露地栽培アガリクスをとり始めたのは、

抗がん剤治療が始まる10日ほど前からです。主治医に話すと、「何を飲んでも構いませんが、効かないと思いますよ。一度ついた影は小さくなっても傷として残ります」とのこと。

いよいよ始まった抗がん剤投与。その副作用は、予想を超えるものでした。経験したことのないしんどさで、毎回、激しい嘔吐もあり、脱水症状予防のため点滴されました。白血球数も下がり、900まで下がったこともありました。髪が少しずつ抜けはじめ、そのうち触るだけでごそっと抜けるようになったときはショックでした。舌がしびれて味がわからなくなり、食欲はどんどん落ちていきます。

抗がん剤の投与で意識がもうろうとしているときに、亡くなった2人の祖母と祖父の姿を見たこともありました。光り輝く広い場所にきれいな花が一面に咲いている中、3人が赤いじゅうたんを引いた縁側のようなところに座っていたのです。

びっくりして「おばあちゃん！」と呼びかけましたが、3人はそっぽを向いたまま。不思議な体験でしたが、あとで考えると、あのとき手招きをされてついて行ったら、私はもうこの世にはいなかったかもしれません。

最初の抗がん剤から7か月後、6クール目に入るとき、がんが左肺にも転移していることを知らされました。体も心もきつい日々でしたが、主治医の励ましもあり、結局9クールの抗がん剤投与を受けることができました。CT検査の結果、右肺の大きかったがん細胞が影も形もなくなっていたのです。先生は「抗がん剤でやっつけても影が必ず残るのに、消えている」と、とても不思議そうでした。

9クールもの抗がん剤投与に耐えられ、影も消えてしまったのは、アガリクスがよい影響を与えてくれた以外には考えにくい、今も続けて飲んでいますが、定期検査で白血球数を調べてもらったら4000もあり、免疫の状態もよいようです。

今振り返ってみると、この長い闘病生活をよく耐えられたものだと思います。最初に乳がんだと診断されたときは、娘が大学生で息子が高校生のとき。なんとしても2人が社会人になるのを見届けたいという思いが私を支えてくれました。

そして次は、娘の結婚式になんとしても参列したいという思い。抗がん剤治療でやせ細っていましたが、皆さんに助けられて念願の留袖を着ることができ、式を最後まで見届けることができました。その2年後に息子も結婚することになり、無事に式に出席することができました。そうなると、次は孫の顔を見たいという、新たな希望と目標が生まれます。初孫ができたときは小学校に入学する姿を見たいと、次々に新しい希望と目標ができました。その初孫がもう高校生になり、私は4人の孫のおばあちゃんになりました。また、公文にも復帰し、現在は習字を教えています。生徒たちに会えるのが楽しいですし、まだまだ続けるつもりです。

●事例 4 愛犬の顔の腫瘍が消え、その後の肝臓がんも消えた　　Tくん（12歳）

これは、知人が家族同様に大切に飼っている柴犬Tくんの事例です。Tくんは当時9歳。恵まれた環境でわが子以上（?）に大事に育てられています。

2017年秋口に、Tくんの右目下に腫瘍ができました。獣医さんによると、「手術をすると顔に大きな傷が残る」とのことでした。そのとき、飼い主さんから、ブラジル露地栽培アガリクスを、ぜひとらせてみたいとの相談がありました。著者らは犬、猫、その他の動物の免疫系の研究もしていたこともあり、また、過去にお客様から同様な事例で「効果がありました」との声も聞いていたことから、「試してみる価値はあるのではないでしょうか」と返答しました。

すると、とらせ始めてから約3週間後、右目下にあった腫瘍は、写真のようにきれいに消えてなくなったのです。

ところが、それから約１年後、Ｔくんの具合が悪くなり、動物病院でさまざまな検査を受けたところ、肝臓がんの診断が下されました。

２０１８年９月のことです。「肝臓に腫瘍があるからすぐに手術したほうがよい」とのことでしたが、飼い主さんの決断で１年前に効果のあったアガリクスを、再びとらせることにしたのです。

最初の月は、１日に３００㎎を10粒とらせ、２か月目、３か月目は１日に４粒と、量を減らしました。Ｔくんは、ほぼ毎月検査を受けており、その検査結果は下表のとおりです。

３か月たって思ったほどの効果が得られないと感じ、４カ月目からは当初とらせていた10粒に戻しました。すると検査データはみるみる改善し、２０１９年３月には腫瘍マーカーも基準値内に入りました。飼い主さんは、子どもの命が助かった

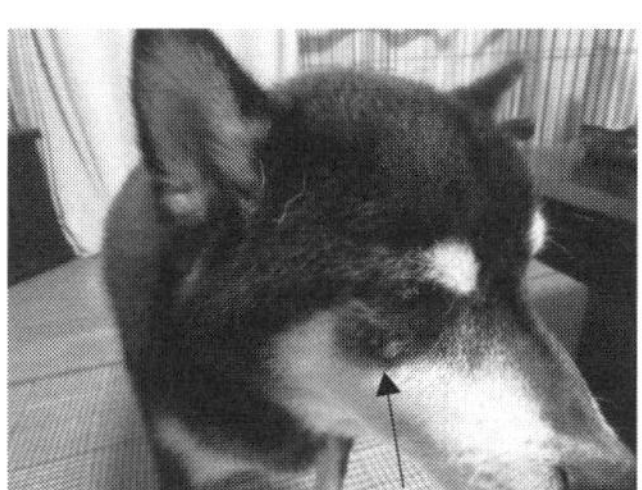

右目下に腫瘍ができている
(2017.10.22　撮影)

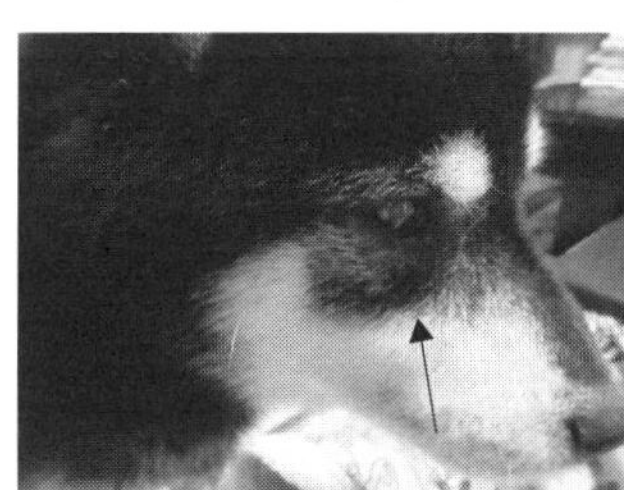

腫瘍がきれいに消えた
(2017.11.12　撮影)

● Ｔくんの腫瘍マーカー値の変化

腫瘍マーカー	基準値	2018年 9月22日	10月14日	11月17日	12月18日	2019年 1月13日	2月17日	3月16日	4月14日
AFP	0～50ng/ml	880	599	450	180	88	104	48	43

肝臓がんの診断

と大喜びです。

その後、さらに次のように話してくれました。

「肝臓がんと診断されてから1年半以上経過しました。犬の寿命は15年くらいですから、人間の寿命に置き換えると、この1年半は8年くらいに相当するでしょう。そう考えるとブラジル露地栽培アガリクスは、すごい結果を出してくれたと思います」

●事例5 手術の3か月前からアガリクスを摂取。悪性のがんが良性に

M・Kさん（60歳・女性）

46歳のとき左胸が張っているような気がして、いやな予感に襲われました。私の母はがんで亡くなっており、親族で乳がんになった人もいたため、「もしかしたら私も……」と不安になったのです。

すぐに病院に行ったところ、医師から「しこりがあります」と告げられ、その場で細胞を採取し、次の日にはマンモグラフィー検査を受けました。検査結果が出るまで10日ほど待ったのですが、その長かったこと。今ならがんが10日ぐらいでそれほど変化するはずがないとわかりますが、そのときは「待っている間に大きくなったらどうしよう」と不安だったのです。

検査結果は、最も悪性度の高いクラス5で、「左の乳房は全摘でしょう」といわれました。最初に

診察を受けたクリニックでは手術ができないので、知人の紹介状をもって別の病院に行ったのが、そのさらに10日後でした。不安はどんどん大きくなっていきます。そんなとき、ブラジル露地栽培アガリクスがよいということを知り、なんとしてでもがんを消し、治したいとの決意でとり始めました。また、きのこに詳しい知人にも相談し、肉を止め野菜を多く摂るように食事も変えました。待っている間に少しでも不安を取り除きたかったのです。

病院ではもう一度精密検査を受けました。その結果、悪性度はクラス4で、少し改善されていましたが、悪性度が高いことに変わりはありません。

そして、最終的に手術を受けられたのは、最初に検査を受けてから3か月後のことです。がんが小さくなったので、乳房の裏側からがんの部分のみを切除し全摘はしなくてもよさそうです。それでも、手術でがんが全部取り切れるだろうか、術後は抗がん剤治療を受けなければならないのだろうか…などと心配事はありましたが、最初のころとくらべると不安が増大することもなく、落ち着いていられました。やはり、アガリクスを継続してとっていることが、精神的にリラックスできたのかもしれません。

手術が終わってから主治医に「しこりはきれいにとれました。がんの悪性度はクラス１～２と低く、リンパ節への転移もなかったので、抗がん剤を受ける必要もありません」といわれたときは、驚きました。思いがけず軽い症状だったからです。手術を待つ3か月の間、していたことといえば、食を変え、そして、アガリクスをとることくらいでしたから、食とアガリクスのおかげでがんの悪性度が抑えられたのかもしれないと思いました。

術後、再発予防のため放射線治療とホルモン剤治療を受けましたが、放射線治療で体調を崩したことはなく、会社を休むこともありませんでした。

ホルモン剤を投与すると、副作用として汗やほてりなどの更年期障害の症状が出るといわれています。一緒に治療を受けた人の中には、体調を崩して治療を続けられない人もいたのに、思ったより軽く済み、治療を続けることができました。

現在は、50歳で開業したエステサロンでお客さまをお迎えする日々。結婚式を控えた新婦のお肌のケアも行っています。また、治療後に知り合った男性と結婚し、2人で楽しく暮らしていますし、運動も50歳を過ぎてからはじめました。今、フラダンスにも夢中になっています。東京で行われるステージでダンスを披露するほか、ハワイで行われたフラダンスの大会にも参加しました。

手術を受けてから、あと少しで15年が経過しますが、いまでもアガリクスをとっています。仕事もプライベートも明るく充実していますし、病気になる前よりも活動的な毎日を送っているかもしれません。

●事例6　すい臓がんで余命6ヶ月宣告を受けて

S・Tさん（66歳・男性）

金型の製造会社を経営していた私は、毎日仕事に追われ忙しい日々を過ごしていました。何となくみぞおちがしくしく痛む感じがすることもありましたが、体に自信があった私は、「飲みすぎだな！」と勝手に決めつけ、市販の薬を飲んでやり過ごしていました。

だんだん薬を飲んでも治まらなくなることが多くなり、背中もしくしくと痛むようになりました。何よりあんなに大食漢だった私が食欲のない日が続くので周りが心配し始め、病院に行かされることになりました。

結果はすい臓がんの疑いがありと診断され、さらに詳しく調べるとのこと。腫瘍マーカーは基準値の10倍近くもあり、予断を許さない状況だといいます。あまりに突然のことで頭の中が真っ白になりました。２０１６年１月半ばのことです。

詳しい検査の結果、すでに十二指腸、さらに両方の肺まで転移しているとのこと。すい臓がんは発見された時点でかなり進行しているケースがほとんどで、７割が手術不可能だと下調べをしてきていたのでうすうす覚悟はしていたのですが、担当の医師は淡々と「すでに手術ができない状況にまできています」といわれました。

「やはりだめか！」全身の血の気が引いていくのを感じました。余命６ヶ月の宣告まで受けました。化学療法は断ったものの、自分で何かできることはないのかと思いめぐらしているとき、以前前立腺がんと診断された親友が、いまだに元気そうにしていることを思い出しました。

「あいつはどんな治療をしたのだろう？」

気になって久しぶりに電話をしてみると、前立腺の手術も化学治療もしないで、今元気に暮らしているというではないですか。何をしたのかきいてみると「温熱療法」だという。

なんだか胡散臭いとは思ったのですが、現にこうして元気でいるのだから一度試してみる価値はありそうなのでお願いすることにしました。

その療法は「三井温熱療法」というのだそうです。

「こて」のような器械を手にした先生が、背中にアイロンでもかけるかのように滑らしていきます。気持ちのいい温度なのですが、場所によってはかなり熱く感じます。状態の悪いところが熱く感じるらしいです。「熱い！」「熱い！」何度も叫びながら、１時間の施療が終わりました。２月なのに汗をかいていました。

腫瘍マーカー	基準値	2016 年 1/18	1/27	2/8	3/7	5/16	7/25
CA19-9	37U/ml	292.7	877.0	425.2	333.7	114.5	102.9
ALP	100 ～ 380U/l	1602	2079	884	340	255	260

２日後の血液検査に変化が現れました。ＣＡ19-9の値が半減しているのです。

「温熱のおかげなのだろうか?」半信半疑でしたが、しばらく試してみることにしました。週に２回施療を受けに行き、同じ器械を求めて、家でも朝昼晩と自分でも温熱をすることにしました。自分でやるとそんなに熱く感じません。

「先生の器械は温度が違うのかな?」

そう思った私は、自分の器械を施療所に持っていき、「これで今日はやってみてください」と頼んでみました。「やはり、熱い!」器械のせいではないようです。

先生は、「今まで体の悪い部位に温熱器を当てていなかったようですね! だから熱く感じないのです。自分の体に真剣に問いかければ、体はちゃんと熱く感じるポイントを教えてくれる。自分の回復力を信じて使わないとだめだよ」そう言われました。

それからは少し真面目にセルフケアを心掛けるようになりました。

腫瘍マーカーはどんどん下がっていき、半年後には通常の生活に戻りました。そして、その後は、お陰様ですっかり元気になり沖縄の久米島にマグロを釣りに出かけ、50ｋｇの大物を５匹も釣り上げました。また、ゴルフも楽しんでいます。この温熱療法との出会いに感謝です。

自分の意志で治療を選ぶことが重要

最後に、私の友人に実際に起こった2つのケースを比べてみます。

出版社を経営するKさん（70歳）は、50代のとき肺がんが見つかり、医師から手術をすすめられました。当時ぴんぴんと元気だったこともあり、必ず完治する保証がないのならと、手術を断りました。抗がん剤も、大変な副作用があることを知っていたので使用しませんでした。

そして、自分の肺がんに元彼女の名前をつけ、もし、君が暴れたら鎮痛剤を飲むが、君の苦しむことになる。だから暴れないでくれ」などと語りかけていました。「これ以上大きくならないでね」と思いながら、自分の寿命がくるまで「共存の道」を選んだのです。そのほうがストレスが溜まらないからです。そして、自分の知識をもとにして、キノコのサプリメントを選択してとり続けました。

60歳を過ぎたころ、今度は前立腺がんと診断されます。同じく手術をすすめられましたが、やはり断り、キノコのサプリメントを増やしてしっかり飲むようにし、尿の出を良くする薬だけ服用しました。

Kさんは、最初のがんが見つかって以来20年ほどになりますが、今も元気で活躍しています。彼は自分で治療法を選択し、がんとの共存の道を選んだのです。

Uさんは62才のとき、ＰＳＡ（腫瘍マーカー）値が上がり、Kさんと同じ病院で前立腺がんの手術をすすめられました。Uさんは病院へすべてまかせることにし、手術を受けましたが、排尿コントロールがうまくいかなくなり、１カ月ほど入院しました。

術後少し落ち着くと、今度はホルモン剤注射が始まり、性機能や性欲の低下、乳房がふくらむ、皮下脂肪の増加などの副作用に悩まされます。なかでもUさんを悩ませたのが、ホルモン剤による胸の膨らみです。

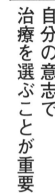

3年で体重は15kg増え、久しぶりに会う人からは「別人のよう」と驚かれたそうです。

そしてUさんは、手術から約7年後にがんで亡くなりました。

このように、2人の人生は対照的なものとなりました。たった2人の例で断言はできませんが、Kさんは長年医学やサプリメントなどの出版を手がけていたため、国内外の情報を収集して勉強していました。知識を持っていたことにより、自分で判断して行動したことが良い結果につながったのではないでしょうか。

一方のUさんは、主治医に従ったにもかかわらず、亡くなってしまいました。もし、手術やホルモン療法を受けなかったら、今でも元気だったのではないか。これこそ過剰医療の医療被害なのではないかと考えてしまいます。

医療被害から逃れるためには、医療を受ける側が、医師を盲信せずに自らの知識を深めて自己防衛することが大切なのです。

病気だけではありません。アンチエイジング医学などについても、メディアや広告で得た1つの情報だけを鵜呑みにせず、多様な情報から得た幅広い知識をベースに判断することが重要なのです。

コラム

医学の常識は日々変化する

「医学の教科書に書いてあることの半分は、将来、間違っていることが証明される」

これは、医学部の最高峰と呼ばれるハーバード大学で医学部長を務めたシドニー・バーウェル博士が、卒業式で学生を戒めた言葉です。

バーウェル博士の発言の意図は次のようなことだと思います。

> 医学部で学んだことをいつまでも信じ切って実際の診療にあたると、患者を治すどころか逆に害することになる。医学は進歩し、真理は常に更新され続ける。医師は、医学の進歩を日々学習し、最新の適切な診療によって間違いを犯さないように努力しなさい。

ここで、日本の医療現場で起こった事例を挙げ、博士の意図するところと、日本の医療を比べてみたいと思います。

１９９０年代頃は、大腸ポリープはすべて大腸がんになるというのが定説で、大腸内視鏡検査でポリープが発見されれば、すべて切除をしていました。

しかし、現在では大腸内視鏡で発見される５㎜以下の大腸ポリープは、ほとんど大腸がんにならないことが証明されています。そのため５㎜以下のポリープは切除せずに経過観察することが多くなってきています。

ところが、大腸内視鏡を専門とする医師のなかには、「大腸ポリープはすべて大腸がんになる」といまだに信じている人がいて、そのような医者にかかると毎年検査され、発見されたポリープはすべて切除されます。

同じようなことが前立腺がんについても言えます。

前立腺がん以外の病気で死亡した人を解剖すると、その年齢とほぼ同じ比率で前立腺がんが見つかります。

つまり、前立腺がんではない病気で死亡した70才の人を１００人解剖すると、70人に前立腺がんが見つかるということ。この70人は、前立腺がんであったにも関わらず、前立腺がんによって死亡したわけではないのです。

前立腺がんは、命を落とすことは稀な病気です。

ところが最近、前立腺がんの腫瘍マーカー検査が行われるようになり、中高年で前立腺がんが早期に発見されることが増えました。多くの専門医は「早期の前立腺がんです。早く見つかってよかったですね」と、手術や放射線治療をすすめます。

そして、早期に見つかってしまったがゆえに、手術や放射線治療をするはめになり、副作用に苦しむケースが多々起こっているのです。

医師がみな、最新の知識を持っているとはかぎりません。自分が患者になったら、しっかり勉強し、自分の意志で治療法を選択することが大切なのです。

おわりに

ひとまず、がんの治療を終えた人の中には、再発が心配でたまらないという人もいるでしょう。「手術でがんをきれいに取ったから、元の生活に戻っていい」などと言う医師もいますが、それは間違いです。

がんは「取ってしまったら終わり」ではありません。がんの原因の大部分は食事や喫煙、ストレスなどの生活習慣や、考え方・生き方です。ですから、一度がんになった人は再発を予防するため、生活習慣や、考え方・生き方を変える必要があるのです。再発予防を根気よく地道に続けていけば、たとえまたがんが見つかったとしても、あわてずに対処できるでしょう。

さらに勝利を引き寄せる大切なポイントがあります。それは「心にときめく目標を持つ」ことです。がんになると、「死」が頭をよぎるものです。けれども、「どうしても生きていたい理由」を持つと、体にエネルギーがわいてきて、死への恐怖がだんだん薄れていきます。私は、進行がんから生還した人を何人も知っていますが、共通しているのは目標を持ち、前向きに生きているということ。

ときめいて、ワクワクするような人生の目標を持ちましょう。生きて実現したいことを紙に書き、目立つところに貼っておくのです。毎日その文字を見ていると、エネルギーがわいてくるはずです。

日・米・欧のがん医療に詳しい医師は、日本のがん患者についてこういいます。『自分の命がかかっているにも関わらず、「私のがんを治して下さい」、「先生にお任せします」などと医師任せが多い。その結果、がん患者は勉強不足になってしまう。一方、アメリカの患者は、自分の病気に対して勉強熱心で自己責任の意識が非常に高い』。もう、日本でも医師の言いなりで治療を受ける時代ではありません。それは医師の言うことがすべて正しいとは限らないからです。がんになったあとに「知っている」か「知らない」かが、がん攻略のカギになるのです。

がんになってしまったら、その治療には高額な医療費がかかります。しかし、知識を身につけるのにお金はほとんどかかりません。肉体的な負担もありません。まずは、自分で勉強して知識を広げ、免疫力を上げて、がんは自分で治す決意が必要です。これががんに負けない方法なのです。本書がそのためのサポート役になれば幸いです。

がん患者の皆さんに再び明るい未来が訪れることを切に願っています。

最後になりましたが、長年にわたる共同研究、そして本書で多くの研究成果を紹介させて頂きました東京薬科大学・免疫学教室の皆さま、また、NK細胞の研究（巻末論文（8））を頂きました順天堂大学・免疫講座の皆さま、インフルエンザウイルスの研究（巻末論文（26））を頂きました麻布大学・獣医学部の皆さまに感謝致します。

おわりに

本書はテーマが「がんが中心」だったため、論文のみで紹介できませんでしたが、糖尿病の研究（巻末論文（11））を頂きました近畿大学・医学部の皆さま、自律神経と心臓の保護作用（巻末論文（23））の研究を頂きました東京大学・食の安全研究センターの皆さま、さらに、非アルコール性肝炎（巻末論文（29））の研究を頂きました慶應義塾大学・医学部・ヘルスサイエンスラボの皆さまにも深く感謝致します。

著者として、このように恵まれた環境での研究成果を読者の皆さまにお伝えできることを大変うれしく思います。

なお、本書の出版にあたり、吉田浩さんには、多大なる企画協力を賜りました。また、潮凪洋介さん、額賀敏恵さんには、大変細やかな編集協力を賜りました。心より感謝申し上げます。

令和3年5月

元井　益郎

参考文献

【はじめに】

・今村光一『アメリカ上院栄養問題特別委員会レポート　いまの食生活では早死にする』（経済界）2002年

【第1章】

・江崎禎英『社会は変えられる』（国書刊行会）2018年

・今西二郎『統合医療』（金芳堂）2008年

・ケリー・ターナー／長田美穂訳『がんが自然に治る生き方』（プレジデント社）2014年

【第2章】

・マーティン・J・ブレイザー／山本太郎訳『失われてゆく、我々の内なる細菌』（みすず書房）2015年

・安保徹『「薬をやめる」と病気は治る』（マキノ出版）2004年

・T・コリン・キャンベル、トーマス・M・キャンベル／松田麻美子訳『チャイナ・スタディ』（グスコー出版）2016年

【第3章】

・ロジャー・ウィリアムス『The Wonderful World Within You』1977年

・BMJ. 2019 365: 11949.

・Nature volume 558, 171-177（2018）

・小若順一、国光美佳『食事でかかる新型栄養失調』（三五館）2010年

・今村光一『アメリカ上院栄養問題特別委員会レポート　いまの食生活では早死にする』（経済界）2002年

【第4章】

・JAMA Intern Med. 2016 176: 816-25

・BMJ. 2019 366: 14570

・Proc Natl Acad Sci USA. 2019 116: 18357-18362.

・JAMA Netw Open. 2019 2（9）: e1912200.

・Sci Rep. 2019 9: 7730.

・山本正嘉『登山の運動生理学とトレーニング学』（東京新聞）2016年

・能勢博『「筋トレ」ウォーキング』（青春出版社）2015年

・松生恒夫『腸の冷えを取ると病気は勝手に治る』（マキノ出版）2019年

・西野精治『スタンフォード式最高の睡眠』（サンマーク出版）2017年

・前野隆司『幸せのメカニズム』（講談社現代新書）2013年

・日本ハイパーサーミア学会ホームページ
【第5章】
・J Clin Oncol. 2005 23: 2645-54
・大野尚仁『βグルカンの基礎と応用』(CMC 出版) 2010 年
・大野尚仁、水上治『がん補完代替医療とアガリクス』(幻冬舎 MC) 2010 年
・山田知生『スタンフォード式疲れない体』(サンマーク出版) 2018 年
・Immunol Med Microbiol. 44: 99-109. (2005)
・Yamanaka D et al., Int Immunopharmacol. 14: 311-319. (2012)
・Liu Y et al., Evid Based Complement Alternat Med. 5: 205-219. (2008)
・Yamanaka D et al., Immunopharmacol Immunotoxicol. 34: 561-570. (2012)
・Ishibashi K et al., Int J Med Mushrooms. 11: 117-131. (2009)
・Yuminamochi E et al., Immunology. 121: 197-206. (2007)
・藤原憲治、京都府立医科大学雑誌 118 (12)、823-841、2009 年
・Motoi M et al, Int J Med Mushrooms. 17: 799-817. (2015)
・Krueger J et al., Ann N Y Acad Sci. 933: 211-21. The role of cytokines in physiological sleep regulation. (2001)
・Jewett K et al., Vitam Horm. 89: 241-257. Humoral Sleep Regulation; Interleukin-1 and Tumor Necrosis Factor. (2012)
【第6章】
・長谷川秀樹『インフルエンザウイルスと人類の戦い』(C&R 研究所) 2011 年
・J Clin Biochem Nutr. 67: 122-125 (2020)
・文献番号 (6-1) SARS-CoV-2 positivity rates associated with circulating 25-hydroxyvitamin D levels PLoS One 15 (9): e0239252.
【第7章】
・岡部哲郎『病気を治せない医者』(光文社新書) 2015 年

ブラジル露地栽培アガリクス（*Agaricus brasiliensis* KA21）に関する研究論文

「日本のサプリメントはエビデンス（科学的裏付け）がない。もし、エビデンスがあるのなら、どのようなものか知りたい」と、医師をはじめとする皆さまからの声を聞きます。そのような要望に応えるため、論文掲載年順にPubMed等で内容を検索しやすいよう「論文タイトル名付き」で記載します。

(1) Antitumor β-Glucan from the Cultured Fruit Body of *Agaricus blazei. Biol. Pharm. Bull, 24 (7) 820-828 (2001)*

(2) (1→3)-β-D-glucan in the fruit bodies of *Agaricus blazei. Pharm Pharmacol Lett, 2: 87-90 (2001)*

(3) Anti-β-Glucan Antibody in Cancer Patients (Preliminary Report). *International Journal of Medicinal Mushrooms, 6, 41-48 (2004)*

(4) Anti-β-Glucan Antibody in Bovine Sera. *International Journal of Medicinal Mushrooms, 7. 533-545 (2005)*

(5) Cloning and Characterization of Polyphenoloxidase DNA from *Agaricus brasiliensis S. Wasser et al (Agaricomycetideae). International Journal of Medicinal Mushrooms, 8, 67-76 (2006)*

(6) Effect of *Agaricus brasiliensis* S. Wasser et al. (Agaricomycetideae). on Murine Diabetic Model C57BL/Ksj-db/db. *International Journal of Medicinal Mushrooms, 8, 115-128 (2006)*

(7) Effect of Culture Conditions on the Chemical Composition and Biological Activities of *Agaricus brasiliensis* S.Wasser et al. (Agaricomycetideae). *International Journal of Medicinal Mushrooms,. 8, 329-341 (2006)*

(8) Immunomodulating Activity of *Agaricus brasiliensis* KA21 in Mice and in Human Volunteers *Evidence-based Complementary and Alternative Medicine, 5 (2) 205-219 (2008)*

(9) Effect of Oral Administration of Dried Royal Sun Agaricus, *Agaricus brasiliensis* S.Wasser et al. (Agaricomycetideae), Fruit Bodies on Anti-β-Glucan Antibody Titers in Humans. *International Journal of Medicinal Mushrooms, 11 (2) 117-131 (2009)*

(10) Anti-fungal Cell Wall β-glucan Antibody in Animal Sera *Jpn. J. Med. Mycol , 51, 99-107 (2010)*

(11) *Ipomorea batatas and Agarics blazei* ameliorate diabetic disorders with Therapeutic Antioxidant potential in streptozotocin-induced diabetic rats. *J. Clin. Biochem. Nutr. 48 194-202 (2011)*
(12) Characterization of blood β-1, 3-glucan and anti-β glucan antibody in hemodialysis Patients using culinary-medicinal Royal Sun Agaricus, *Agaricus brasiliensis* S. Wasser et al. (Agaricomycetideae). *International Journal of Medicinal Mushrooms, 13 (2) 101-107 (2011)*
(13) Partial Purification and Characterization of Polyphenoloxidase from Culinary-Medicinal Royal Sun Mushroom (the Himematsutake), *Agaricus blasiliensis* S. Wasser et al. (Agaricomycetideae). *International Journal of Medicinal Mushrooms, 13 (1) 78-82 (2011)*
(14) Effect of *Agaricus brasiliensis*-derived cold water extract on Toll-like receptor 2-dependent cytokine production in vitro. *Immunopharmacology and Immunotoxicology, 34 561-570 (2012)*
(15) Safty Study of Culinary-Medicinal Royal Sun *Agaricus, Agaricus brasiliensis* S. Wasser et al. KA21 (Higher Basidiomycetes) Assessed by Prokaryotic as well as Eukaryotic Systems. *International Journal of Medicinal Mushrooms, 14 (2) 135-148* (2012)
(16) The Effect of Enzymatically Polymerised Polyphenols on CD4 Binding and Cytokine Production in Murine Splenocytes. *PLoS ONE, 7 (4) e36025. (2012)*
(17) *Agaricus brasiliensis*-derived β-glucans exert immunoenhancing effects via a dectin-1-dependent pathway. *International Immunopharmacology, 14 311-319 (2012)*
(18) Analysis of the titer and reactivity of antibody/ies against fungal cell wall β-glucans in human sera. *International Journal of Medicinal Mushrooms, 15 (2): 115-26. (2013)*
(19) Royal Sun Medicinal Mushroom, *Agaricus brasiliensis* KA21 (HigherBasidiomycetes), as a Functional Food in Humans. *International Journal of Medicinal Mushrooms, 15 (4): 335-43. (2013)*
(20) Modulation of interferon-γ synthesis by the effects of lignin-like enzymatically polymerized polyphenols on antigen-presenting cell activation and the subsequent cell-to-cell interactions *Food Chemistry, 141 4073-4080 (2013)*
(21) Cloning and Characterization of Laccase DNA from the Royal Sun Medicinal Mushroom, *Agaricus brasiliensis* (Higher Basidiomycetes) *International Journal of Medicinal Mushrooms, 16, 375-393 (2014)*
(22) Differences in antioxidant activities of outdoor- and indoorcultivated *Agaricus*

brasiliensis, and protective effects against carbon tetrachloride-induced acute hepatic injury in mice. *BMC Complement Altern Med., 14: 454. 24 Nov (2014)*

(23) *Agaricus brasiliensis* KA21 Improves Circulatory Functions in Spontaneously Hypertensive Rats. *Journal of Medicinal Food, 17 (3) 295-301 (2014)*

(24) Effect of polymeric caffeic acid on antitumour activity and natural killer cell activity in mice. *Journal of Functional Foods, 6 513-522 (2014)*

(25) Open-Label Study on the Influence of Food Containing the Royal Sun Mushroom, *Agaricus brasiliensis* KA21 (Higher Basidiomycetes), on the Quality of Life of Healthy Human Volunteers. *International Journal of Medicinal Mushrooms, 17 (9) 799-817* (2015)

(26) *In vitro* Anti-Influenza Virus Activity of *Agaricus brasiliensis* KA21. *Biocontrol Science, 22 (3) 171-174 (2017)*

(27) Immunoreactivity of the Cold Water Extract of Royal Sun Culinary-Medicinal Mushroom, *Agaricus brasiliensis* Strain KA21 (Agaricomycetes), Assessed by Immunoglobulin Preparations for Intravenous Injection. *International Journal of Medicinal Mushrooms, 19 (8) 745-758 (2017)*

(28) Activation of macrophages by laccase-polymerized polyphenol is dependent On phosphorylation of Rac1. *Biochemical and Biophysical Reseach Communications 495 2209-2213 (2018)*

(29) *Agaricus brasiliensis* KA21 May Prevent Diet-Induced Nash Through Its Antioxidant, Anti-Inflammatory, and Anti-Fibrotic Activities in the Liver. *Foods, 8, 546; doi: 10.3390/foods8110546 (2019)*

(30) Outdoor-Cultivated Royal Sun Medicinal Mushroom *Agaricus brasiliensis* KA21 (Agaricomycetes) Reduces Anticancer Medicine Side Effects. *International Journal of Medicinal Mushrooms, 22 (1): 31-43 (2020)*

(31) Open-label Study of the Influence of Food Containing the Royal Sun Mushroom, *Agaricus brasiliensis* KA21 (Higher Basidiomycetes), on the beta-Glucan-specific Antibody Production in Healthy Human Volunteers DOI: 10.1615/IntJMedMushrooms.2020037471

■監修者紹介

大野　尚仁（おおの　なおひと）

薬学博士・東京薬科大学名誉教授

日本生体防御学会理事、日本医真菌学会理事、関東医真菌懇話会世話人、日本細菌学会評議員、内毒素LPS懇話会世話人、βグルカン協議会会長、生体防御学会学術総会会長（第26回）、医真菌学会学術総会会長（第60回）、Int. J. Med. Mushroom, Editorなどを歴任。

・受賞　2018年度　日本医真菌学会学会賞など

■著者紹介

元井　益郎（もとい　ますろう）

薬学博士、薬剤師、日本抗加齢医学会認定指導士、NRサプリメントアドバイザー、毛髪診断士

1946年　新潟県柏崎市生まれ。東京薬科大学薬学部卒業。

1969年　漢方薬メーカーのジェーピーエス製薬株式会社入社。

1973年　東栄新薬株式会社設立。外用薬の製薬事業と並行し、東京薬科大学をはじめ多くの大学・研究機関と「ブラジル露地栽培アガリクス」の研究開発に注力。

2003年　サプリメントメーカーのサンプライズ株式会社を設立。

2016年　博士（薬学　東京薬科大学）『露地栽培アガリクスの機能性に関する研究』

・著書『49歳からの「若返る」教科書』（新評論）

薬学博士が教える

医師と薬に頼らないがん治療

2021年6月9日　初　版第1刷発行

■監 修 者――大野尚仁

■著　　者――元井益郎

■発 行 者――佐藤　守

■発 行 所――株式会社 **大学教育出版**

〒700-0953　岡山市南区西市855-4

電話（086）244-1268　FAX（086）246-0294

■印刷製本――モリモト印刷㈱

ISBN978－4－86692－139－6